醫界創業家　診所品牌故事精選集

在挑戰與艱險兼具的世道中，

良善是柔軟的人性光輝，

而醫者仁心則是最為慈悲的希望源泉。

面對人體的疑難雜症，

醫師總是懷抱著奉獻精神，

如同指南針般，攜手引領著病患穿越暗夜，

邁向美好璀璨的明日。

推薦序

「身為醫業一員，我鄭重地保證將奉獻一切為人類服務；病人的健康與福祉將為我的首要顧念。」（日內瓦宣言）

本書記錄了一系列診所的故事，閱讀時讓我回想起自己為了追求新的願景，離開醫學中心，到員郭醫院創立神經外科的過程。這一路經歷了諸多繁瑣與壓力，最終在正式啟動後，成為人生「打怪升級」過程中一枚無形的勳章。

「診所開業」對於醫師而言是一種創業，必須遵循醫療相關法規、籌集資金、選址、採購、裝潢等，全方位評估如何以合理的投入取得適切的醫療品質和良好的治療效果。開業也像經營一家公司，不僅需要縝密的營運管理機制，還需要識人善用，並了解社群媒體的應用，甚至要錄製影片做好民眾衛教工作 …… 這些都要求我們始終保持謙卑的學習心態。

然而，診所的核心價值與醫學中心相同，都在於贏得病患的信任，並解除他們的病痛。因此，「醫術」是醫師立足的根本，精湛的醫術永遠是成功開業的關鍵。

感謝這群致力於提升醫療環境的醫師們，他們在書中分享了自己的核心思考和價值觀，讓更多人能從創業者的角度看到多樣化的經營思維和醫師們的初心。這也是本書中所有醫界創業家最寶貴的無形資產。

如同聖經中少年大衛的心態：「獅子和熊我都打贏了，把巨人帶來吧」，期盼更多醫界創業家們，在成功開業後，繼續為病人的健康福祉而戰，戰勝更多的疾病和痛苦！

神經脊椎專家 / 員郭醫院神經外科主任
方鵬翔

新聖

整形外科診所

為他人的美貌拋光，
也為自己的價值拋光

在現代社會，外貌不再只是自尊心的體現，更是個人信心和自我價值感的一部分；隨著時間推移，越來越多人開始關注自己的外貌，希望能夠展現出自信和美麗的一面。職人精神是楊國輝醫師執業生涯的最佳關鍵詞，新聖整形外科診所致力於為客戶提供精品化手術，幫助他們實現對美的追求，完美結合醫學專業知識和藝術技能，讓人們在外貌上煥然一新的同時，也提升了內在的幸福感和生活質量。

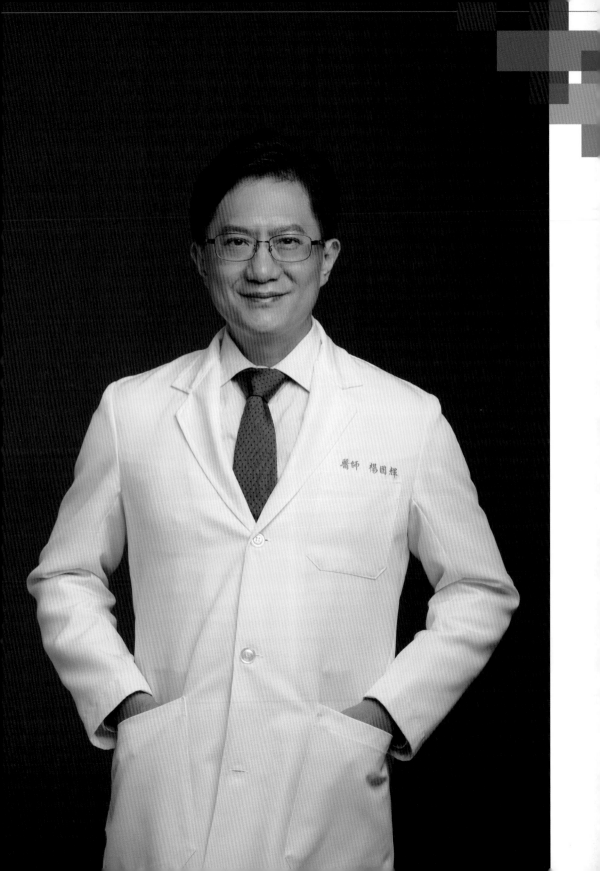

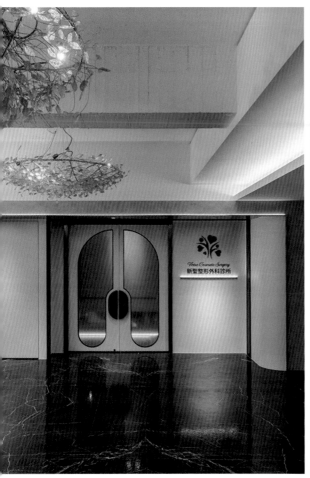
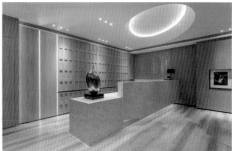
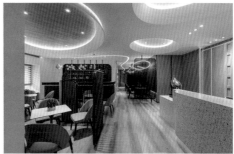
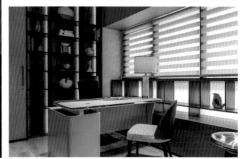

圖左｜新聖整形外科診所，位於台中市政七期順天經貿廣場的現址
圖右上｜以大面積的曲線元素與細緻的燈光設計打造時尚風格
圖右下｜空間設計與規劃彷彿知性的書房，融合人文與專業巧思

對美感的堅持與熱忱，即便刻苦也願等待契機

1995 年通過整形外科專科醫師考試後，楊國輝醫師進入了林口長庚外傷整形科，選擇投入整形外科是因為興趣，楊醫師從小喜歡繪畫、閱讀，對美感的追求懷抱著滿腔的熱忱。但當時美容手術的客戶並不多，都是以重建手術為主，楊醫師心中不忘愛美的初衷，在老師的悉心教導下努力學習精進技術，讓重建手術的結果也能朝美的方向前進。

一年多後台中市中國附醫的蔡院長積極向長庚挖角，楊國輝醫師決定與剛升上主治醫師的趙文琪一起到台中打天下。1996 年底剛到中國附醫時真是百廢待舉，開刀房是由一間庫房改裝的，空間狹小、冷氣不冷，到了夏天只能揮汗開刀；美容客人和重建病人擠在一起看診等叫號。但兩人還是慢慢將規模做了起來，原以為從此可以把中國附醫美容中心發展成中台灣美容手術的重鎮，可蔡院長的目標是希望醫院能升格為醫學中心。楊醫師回憶道：「院方希望我們輪值急診班之外，可再多做重建手術，多寫論文。」就在此時，以前熟識的神經外科學長成立了長興醫院，想發展自費美容手術的他便向楊國輝醫師招手。

在離開中國附醫的前一個月，楊醫師陸續寄出通知信給舊病人，說明即將轉換跑道之事，原本期待新的據點也能像在中國附醫做得有聲有色，「可惜事與願違，首次門診的看診人數居然掛零！櫃檯後成排坐著的護理師們面面相覷、不知所措；最不堪的是還陸續接到幾通舊客人打來的電話，抱怨我們亂寄信給她！我只能尷尬地躲回診間。這時我才了解以前客戶多，只是因為廟大；一旦離開，就什麼都不是了。」楊醫師痛定思痛，2000 年開始架設「新聖整形－清秀佳人」美容整形醫學網站，同時著手撰寫衛教手冊，紮紮實實地經營屬於自己的客人。

秉持做中學的態度面對每件事，
凡事親力親為

━━━━━━━━━━━━━━━━━━━━━━━━ ✚

　　隨著長興醫院經營不善宣告結束營運，「新聖整形外科診所」便在楊國輝醫師的孕育下誕生。有別於任職大醫院的受薪機制，經營新聖後便要一個人將所有支出一肩扛起：除了採購手術儀器、手術器械、診所裝潢的費用可觀之外，每月的人事、水電、房租等雜支，更是讓楊醫師左手才收到手術費，右手就趕快轉出繳納貸款。在此壓力下，楊醫師仍堅持給客人使用最好的衛材，並一針一刀細心完成手術，絕對不影響醫療品質。除此之外也用心地經營屬於自己的客群，誠心對待客戶、了解客戶的需求。楊醫師回憶起當年的耕耘之路，在 2000 年初期，正值網路開始普及之初，對大環境趨勢擁有敏銳洞察力的楊醫師，很快就決定自行架設「新聖整形－清秀佳人」美容整形的醫學網站；要求完美的楊醫師除了門診、手術，連網站內容設計、網頁詳實的解說手術、幫助客人理解術前術後狀況的 Q&A、回覆網站留言及 Email、網站管理等全都親力親為。

　　新聖網站上線後獲得了很熱烈的迴響，診所的客戶不再受限於地理條件，北中南部都有客戶指名看診。深諳人們相信眼見為憑，所以在手術成果照的收集上楊國輝醫師也花了不少心思，超過九成的客戶會落實術後的追蹤流程；真實的術後成果照也能讓新客人更了解楊醫師的手術技術，創造更多的客源，打造正向循環。「自己擔綱小編才能第一線收到客戶的回饋與問題，並思考優化的方法，一路邊做、邊學、邊修正。」楊醫師表示直到現在新聖的大多數社群網路留言仍是由他親自回覆，對諮詢的專業品質有絕對的把關。

圖上｜首間新聖整形外科診所，充滿日式風情，暖黃色系營造放鬆優美的氛圍
圖下｜楊國輝醫師風光上任第十三屆台灣美容外科醫學會理事長

美感絕非虛幻，
而是經過實在的累積與專業的堆疊

在網路廣告媒體戰役打得火熱的大時代下，業界常見客戶互惠推薦廣告，而新聖整形外科診所仍只投放 Google 關鍵字，楊醫師表示：「網路廣告雖可以讓更多人認識我，但我覺得好的影響力應該是由口碑介紹來的。」楊醫師的職人魂，令他追求的是能讓客戶滿意的手術結果。不斷琢磨自己的技術，不斷改良優化；口碑是花再多錢都買不到的真實素材，可信度高且無可取代。唯有精進與專業，才能營造真實的口碑。

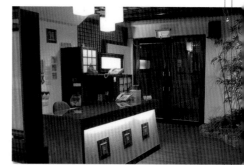

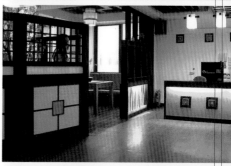

而對於內在的自我進修，楊醫師有很多方法：上網找論文文獻、關注國外的新興手術方法與動態、影片學習，以及定期參加會議來吸收新知；再讓自己的手術方式根據新觀念來激盪新的做法，透過一次次地重置自己的狀態保持彈性，並與世界趨勢同步更新。楊醫師更於 2018 年當上台灣美容外科醫學會理事長時成立 Line 群組，發起了讀書會，截至目前共有一百多位整形外科醫師響應參與，每月讀十篇文獻發表，同時也落實與同行緊密交流的管道。

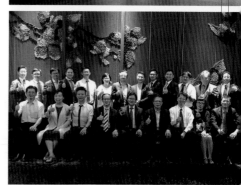

對於新聖的人員訓練，楊醫師也有一套標準化的模組。新聖整形外科診所旗下的護理人員皆需歷經整整兩個月的精實訓練，來達到楊醫師要求的手術步驟標準化：包含器械拿法、遞出的手勢、方向一致的訓練，確保每一位跟刀夥伴，都能達成從頭到尾不講一句話就完成一台手術的專業度，讓醫師能全心全意地專注在整形手術上。

有別於其他診所的分工制度，楊醫師不希望新聖的夥伴因接觸部門有限，而限制住個人的成長，所以新聖的同仁們同時是進手術室後可協助醫師的護理人員，亦是跟門診時有專業知識及清晰表達力的諮詢人員。「我希望我的夥伴從門診、手術到術後照顧的全方位訓練，皆能融會貫通，成為能有理有據解答客戶疑問的護理人員。如果夥伴無法深入了解每種手術，便會發生不夠專業、誤導客人的情況，因此每位同仁皆需花費一年多的心力來培養，我們絕不用哄騙的方式，而是真實誠懇地與客戶溝通。」

在教育上，楊醫師會要求自己和同仁在給客人建議前，問自己一個問題：「這個建議是真的對客人好，還是對我的荷包好？」所以門診評估後，手術效果不佳或根本不需要手術的，楊醫師都會婉拒，上行下效的結果，客人便開始口耳相傳新聖是個不會推銷的診所。

圖左｜手術室寬敞俐落，在楊國輝醫師對於美的追求下，全室引進最新技術與設備
圖右｜「新人的陣亡率很高，平均要訓練六、七位才會有一位留下來，但只要留下來就會做很久，成為新聖鋼鐵團隊的人才。」

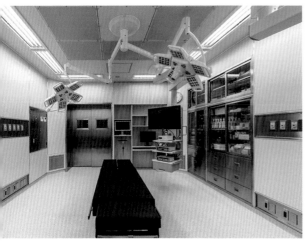
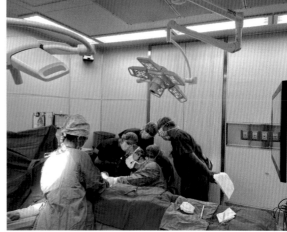

網路上的複雜攻防，保有正直之心也要低調以對

談到新聖整形外科診所在僅有 Google 關鍵字的廣告下，如何接觸 20 代的客群，楊醫師答道：「很感謝許多客戶一路相信我的技術，將最重要的形象交給我負責。因對術後成果滿意，客戶會自發性地在網路上分享整形經驗與心得，希望協助到有相同困擾的朋友。」只要上網搜尋楊國輝醫師的名字，便能看見真實的好口碑與新聖整形外科診所的資訊，但也因為楊醫師的熱度與高聲量，光芒分外耀眼，招來了惡意的網路攻擊：網軍的侵害、冒充假身分的惡評、濫用假的隆乳失敗手術照作為不實指控、上傳假的手術影片抹黑⋯⋯都是楊醫師歷歷在目的真實經歷。「這段期間大幅地影響了問診的人數，所以下班後需花很多時間與心力搜尋證據，逐一澄清莫須有的指控。但內心也非常感謝許多支持我的人，主動幫忙發言澄清及找到假照片的來源出處，證明一切皆是有心人為之，讓大眾知道臉書充斥著不少惡意的醫美粉絲專頁。」

面對不可抗力的新冠肺炎，保持彈性逆轉劣勢接軌未來

對新聖整形外科診所來說最大的衝擊是 Covid-19，自 2020 年 5 月開始疫情大爆發，全世界的產業都因 Covid-19 而迎來市場的寒冬，新聖整形外科診所也不例外。客戶不敢約診、有約診的也不敢赴約，手術幾乎全部取消。面對疫情人心惶惶的氛圍，還有業績慘澹與固定支出的壓力，楊醫師仍先把夥伴們的安全放一線考量，自掏腰包，不管多貴都要買到足夠的防護衣、防護面罩、N95 口罩與快篩劑，才敢少量開放全身麻醉的手術，並配合政府規定落實快篩流程。

「本以為新冠肺炎的衝擊，應該會讓愛美人士裹足不前，想不到對客戶來說疫情遠距工作的方式，反而成為術後可以在家好好休養的珍貴機會。」而政府放寬了視訊問診的限制，新聖也導入視訊問診機制且將此機制常態化，只要回診幾次的追蹤結果都呈現穩定，後續便可利用社群軟體傳照片、影片進行視訊回診，免除外縣市客戶往返的舟車勞頓。

從經營自己到經營團隊，
是意識到個人成就昇華為貢獻的精神層次

「當年成立診所後的職涯藍圖是想著腳踏實地做到退休即可，但不少朋友勸說既然在手術上頗有心得，經營模式在業界更享有清流的名譽，若默默退休實在可惜，是不是可以考慮栽培後輩。」楊醫師經過反覆思考後，認為若能在自己的指導下，為醫美界帶來品德正直且技術精良的年輕醫師，將會是另一種貢獻。然而現在整形診所百家爭鳴，口碑宣傳的模式與發酵速度，已然無法複製在剛執業的年輕醫師身上，而網路與影音是現代人溝通的最佳媒介，因此新聖整形外科診所的 YouTube 頻道也於 2023 年 9 月正式成立，希望藉由平台發酵影響力，讓客戶可以快速認識年輕醫師。

談到接班計畫，楊醫師表示一切隨緣，目前沒有明確的時程表，「培養新醫師是開始，自然會有合適的人選出線當接班人，到時候便可慢慢退到幕後。」

想要習得職人精神，
新人必須上的一堂厚植實力哲學課

「百歲人瑞面對長壽的秘訣這個問題，會發現一百個人有一百種方式；我覺得經營方面也是如此，沒有特定的公式，但最先要做的是儲備自己的實力，認真對待自己的工作，自然會有好的發展。」

「不用擔心任何事，專心做好自己的事，活在當下，開好每台刀。」這是楊醫師想對過去的自己說的話。回憶起年輕時碰到業績低迷滿是擔憂的心情，只要相信自己走在正確的道路上，最後自然會開花結果。

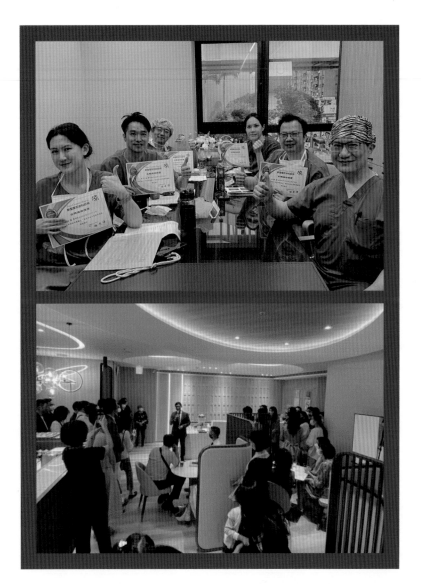

圖｜楊國輝醫師利用自己建立起的形象與資源，全心協助後輩打知名度宣傳與曝光，讓後輩覺得在新聖整形外科診所工作也可以比自己開業好

✚ 經 營 者 語 錄

「專業、體貼、求精進、安全、安心、高品質」

是楊國輝醫師對自己、診所、員工的期許，

也希望客人能夠理解

新聖整形外科診所的核心宗旨。

新 聖 整 形 外 科 診 所

診所地址

台中市西屯區文心路二段 201 號 2 樓（順天經貿廣場）

聯絡電話

04-2255-0124

Facebook

新聖整形外科診所

Youtube

新聖整形外科診所

官方網站

https://www.hi-pretty.com/

陳嘉帆

中 醫 診 所

以中醫取代抗生素
來預防各種疾病

當人類生活水平明顯提升，營養均衡、醫療技術蓬勃發展，過去被視為致命的疾病變得可以控制甚至治愈，但人們也開始疑惑，為什麼許多長期及全身性的疾病，如胃病、高血壓、風濕免疫疾病或癌症的發病率卻逐漸攀升，皮膚過敏、濕疹、汗皰疹等問題也愈見頻繁。人們不惜花費大把金錢嘗試各種療法和飲食方式，卻苦於無法見到實質成效。位於新竹，同時擁有中醫和西醫資格的陳嘉帆，過去幾年來不遺餘力抽絲剝繭，力求找到疾病背後的根本原因，這讓她發現看似尋常的「抗生素」，其實是造成大多疾病的罪魁禍首。

陳嘉帆中醫診所 開幕誌慶

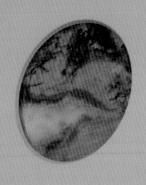

妙手回春

竹北市民代表會 主席 林啟賢 敬贈

戊戌年吉日

醫師晚安：

35歲 女

這幾天各方面狀況良好，真心感謝您仁心仁術。

回想我2021年初因為拔智齒及齲齒治療，吃了幾次牙醫開的抗生素，後來陰道反覆感染，之後於同年4月開始出現巴氏腺囊腫，2、3個月間不停回診婦產科，但都沒用，後來也不回診了，一直和平相處，它也真的沒有要離開 #也就是說巴氏腺囊腫在我身上大概兩年多，都沒有完整消去過，不痛。

6/10急性的喉嚨痛，6/13巴氏腺也跟著急性發炎，脹痛到坐、站、蹲都有問題😭 當時我記得「急症要看中醫」，眼看沒有緩和跡象，我在6/18求診，6/21拿到藥，當天吃第一帖就有感覺（能坐）、第2、3天消退很多，坐臥自如，6/26開始內褲上都一直有分泌物，7/4巴氏腺已幾無異狀。

謝謝您每天照我回報的狀況指導我調整用藥，真的差太多了，我現在幾乎整個好了

這種西醫束手無策甚至要開刀還不保證不復發的症頭，超級超級謝謝您的好醫術，還從源頭一併處理了我各層面的病痛不適，連我手指容易乾燥脫皮、喝水會暈暈的症狀都藥到病除，意外發現白髮還變少了

真心覺得之前浪費好多時間、金錢、精神在候診婦產科，要打開雙腿忍受看診壓力、冰冷器具的侵入性檢查，大概就是如果很腫就抽積液，不然就擦藥+開藥，通常都叫妳回家碘酒溫水坐浴+禁止性行為，嚴重的話還要妳去考慮開刀（以上還不保證它會消失、也不保證有消不會再塞住）太受罪了！

結果事實證明，中醫根本正源的治法才是正道！且中醫藥方無副作用，空腹也能吃，照您醫囑不該吃的不碰、一天服藥三次，大概吃兩包，我就超級後悔浪費了兩年，以為這個症頭就是這樣聽天由命（真的太爛了吧77777）

而且西醫「醫不好就切除」的思考真的太恐怖了😱

想到之前吃了抗生素，明顯察覺各種小感染發炎有的沒的異狀，那時候還買過幾次超昂貴的陰道專用益生菌，整個白走好多路 益生菌如果有效人類就不用那麼怕亞馬遜河消失（講到益生菌這個商機無限的東西，陳醫師敢逆風發言我也非常佩服，但我想牙牙我身體的感受跟您的觀點也是雷同的）

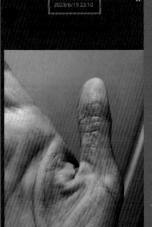
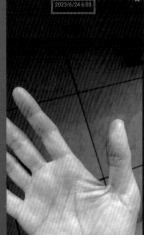

圖｜
反覆兩年的病情在接受陳嘉帆治療後，便於兩週內痊癒

中醫師的臨床發現：百病起於抗生素

陳嘉帆過去曾在臨床，利用健保雲端系統追蹤病患使用抗生素後發生的不適症狀。她發現正如醫學博士馬丁‧布雷瑟（Martin J. Blaser, MD）在《不該被殺掉的微生物：濫用抗生素如何加速現代瘟疫的蔓延》一書中所言，服用抗生素後，導致「原生腸道菌」消失，確實會引起不少長期及全身性的疾病。

抗生素在生活中隨處可見，感冒發燒、治療青春痘、拔牙或外科手術，不少醫師都將抗生素視為不可或缺的藥品，但看似尋常的抗生素在陳嘉帆的臨床經驗中，就像是對身體投放巨大核彈，後續會產生一連串疾病、得不償失。陳嘉帆指出，一些本來身體很健康的病患，因為去牙科拔牙後服用牙醫開的「預防性抗生素」；或是因為一個簡單的感冒就被西醫處以抗生素，之後他們便開始產生各種不同症狀，像是胃酸逆流，只好再去看胃腸科。

隨後又出現蕁麻疹，或是痘痘、濕疹、汗皰疹等皮膚問題，只好再去看皮膚科。不只如此，由於眼睛乾澀、針眼、結膜炎、角膜潰瘍等眼科問題又去看眼科；全身痠痛，動不動就落枕閃到腰；網球肘，媽媽手等問題又去看骨科、復健科；突發的泌尿道感染或蜂窩性組織炎又去看感染科；反覆性牙齦腫痛再回去看牙科；失眠、過度換氣、心悸、自律神經失調、憂鬱症等問題又去看精神科。上述很多問題都會被開抗生素，導致免疫力及身體機能兵敗如山倒，最後因為一個小小的感染而死亡或是因為心肌梗塞而猝死，目前也已有報告指出長期服用抗生素會提高心血管死亡率。

陳嘉帆說：「有的人本來憋尿都不會有泌尿道感染的問題，也因為抗生素的關係，變得只要一憋尿就泌尿道感染。」她總結抗生素會導致的兩大問題，其一，身體急速老化；其二，代謝及免疫系統變得混亂，進而產生肥胖症、糖尿病、氣喘、過敏性鼻炎、異性皮膚炎、紅斑性狼瘡、僵直性脊椎炎等新陳代謝科與風濕免疫科的疾病。陳嘉帆相當不捨地表示，原本只是拔牙、感冒或痘痘等常見小病，卻增加那麼多長期反覆發作的「醫療業績」，實在讓人相當遺憾。

守護主宰全身健康的腸道菌

腸道被稱為「人類的第二個大腦」，裡面的腸道菌負責人體多項功能，能協助養分吸收、維生素的製造、免疫功能、膽汁分解、脂肪代謝等等，甚至能影響大腦功能及情緒和免疫系統，是維持整體健康的重要一環。在比利時紀錄片《該屎的抗生素》中，一名記者親自試驗服用當地最常用的抗生素，在服用抗生素第二天後，他的糞便裡已經幾乎沒有細菌，這意味著只要吃抗生素兩天，腸道菌就會全軍覆沒。

不少人認為腸道菌可以重新收集就好，抗生素對人體的影響不大，隨著時間可恢復到原本的健康狀態。對此，陳嘉帆解釋，「我們之所以能保持健康，很重要的一點就是人體擁有這些經過數十萬年，人類演化培養出來的腸道菌，是我們的祖先傳承下來的，這能讓身體擁有一個健康的腸道生態系，來抵禦各種病毒或細菌的侵害以及穩定身體的代謝及免疫機能。如果這批傳承下來的腸道菌消失，要演化培養出另一批一樣優秀的腸道菌，需要再數十萬年。」

她譬喻，身體的健康就像是一個長年穩健經營的企業，使用抗生素後，如同摧毀所有企業裡的開國元老和中堅份子，若是不以為意，反而妄想再透過尋找新員工，讓企業保持正常營運，這樣的想法完全不切實際。「使用抗生素，就像在兩天內把長年維持公司穩定的舊員工給殺了，然後在三天內重新應徵新員工，剛開始公司一定會出很多狀況（如同前段所述的各種疾病），一年內身體會很不舒服。隨著時間流逝，員工淘汰換新，公司的表現就會漸漸穩定，所以一年後身體會覺得『相對沒那麼不舒服』。但是這批新員工能比得上服用抗生素前，已有數十萬年物競天擇留下的舊員工嗎？」她說。

舉例來說，使用抗生素後出現了人生中第一次心律不整，第一年會很頻繁可能每個禮拜都發生一次，隨著時間流逝腸道菌生態較穩定後，心律不整發作的頻率會減少成每個月一次，而一年之後可能好幾個月才發生一次。但是跟沒有使用抗生素前，不管怎麼樣熬夜或吃甜食、吃冰下都不會發生心律不整，是不一樣的身體機能狀態。她進一步解釋，因為新收集的腸道菌不可能比原生腸道菌來得優秀，除非媽媽是重度抗生素使用者，導致寶寶先天不足，之後透過中醫治療反而後天的腸道菌，比媽媽給孩子的腸道菌還優秀。（因為母親給孩子

的腸道菌，也是媽媽才剛培養的而已，媽媽以前的腸道菌常常被抗生素轟炸而消失。）

不少廣告都宣稱服用益生菌能補充腸道中的益生菌，並促進腸道菌群平衡。對於這種說法，陳嘉帆相當質疑。她指出，人體腸道內的細菌是極複雜的生態，已發現的菌種就高達數千種，未發現的數量也不知有多少，市售數十種益生菌如何取代數千種？「以目前的醫學及科學而言，我們根本沒有能力重新複製一個生態系。」她表示。

儘管腸道菌無法透過市售的益生菌來補充，但多吃五穀雜糧、蔬菜等「膳食纖維」，也能養出好菌。同時，陳嘉帆也提醒患者「不要吃水果」，因為吃水果會影響消化機能而間接影響腸道菌生態，造成壞菌比例增加。有胃病的人也應該用中藥取代西藥，因為西藥的胃藥會抑制胃酸，而胃酸不足也是一種病，準確地說，西藥的胃藥只是把胃酸過多這種病，換成胃酸不足這種病。透過改變飲食習慣也有機會不吃藥而自癒，因胃病而用抑制胃酸的藥反而會導致胃酸分泌不足、影響腸道菌的生態，進而對健康產生負面影響。同時，值得注意的是，已有研究報告指出長期使用抑制胃酸的藥（氫離子幫浦抑制劑）會增加罹患多系統疾病的風險。陳嘉帆提出警告：「只要是影響腸道菌而導致的病，都是全身性，即多系統、跨系統的病。」

圖｜不少患者給予陳嘉帆中醫診所正面回饋，有的人透過中藥調理後，不再需要長期服用西藥

陳醫師好，小女兒給您看診2個月以來，各方面都進步許多，非常謝謝您。

小女兒一直以來睡眠都不太穩定，晚上睡到一半常常跑下床，熟睡時也會磨牙，影響睡眠品質。而學習上常常無法專注，即使我每天都花了許多時間陪她複習，她也還算認真，但總是效果不佳，感覺學的東西沒能進到腦袋裡去，學業表現一直在班上中間段位。最麻煩的是，大小姐脾氣不好，母女倆常常一言不合就大吵，不知道為什麼那麼能生氣.注意力差，脾氣差，成績差是病，可治因為我自己給您看診後改善很多，想說也帶女兒給您看看，剛開始吃藥時，脾氣大的問題立馬改善，可以好好溝通真的省下我很多心力。接著小考成績也逐步上升，學校導師跟安親班老師都跟我說她有顯著的進步，這次期末考竟然撈到第五名，也是讓我非常驚訝XD

陳醫師早安，感謝您的關心訊息！禮拜五下午去櫃檯拿藥（排膿散）後，就立即在診所吃了第一包，睡前吃第二包，禮拜六早上吃第三包後，到下午覺得症狀有緩解；雖然發紅情形存，腫脹刺痛，眨眼閉眼會痛的感覺從原本發病當天（禮拜四開始）的7-8降為5分左右，持續服用一天三次的排膿散後，昨晚腫脹、疼痛指數大概降為3分，現在醒來大概沒甚麼疼痛的感覺了，腫脹疼痛指數為0-1分，目前只剩右側結膜充血發紅的狀態，從沒想過長針眼，細菌感染的眼疾也能用中醫治療，非常神奇耶！所以真的很感謝陳醫師您的治療方式，感恩！

急症看中醫，
一個專治感染症的中醫診所

✚

　　過去，陳嘉帆理想的中醫是「無所不醫」，但近年來，她將定位更聚焦於「專治感染症的中醫」，希望讓病患遠離抗生素。使用抗生素是一條不歸路，一旦用了就更容易反覆感染，形成無限迴圈，無法真正根治疾病，反而後患無窮。中醫建設的速度絕對比不上抗生素破壞的速度，用中醫養腸道菌十年，只要病人吃兩天抗生素，當下腸道菌就會全部消失，等於是這十年都白治了。

　　陳嘉帆堅信中醫絕對能治療感染症，而她也相當樂於承擔起急診的重責大任。她指出，不少人都認為當有急性病時，應該先看西醫，等急性期過後，再來找中醫調身體。她表示，這個觀念「大錯特錯！別做夢！」她認為，急性期就更應該用中醫治療，原因為二：第一，是能避免使用抗生素；第二，在急性期才是調整身體機能的黃金時機，因為此時人體免疫系統火力全開，中醫能趁著免疫系統「搞破壞」時，順勢建設，反而有助於身體機能更上一層樓。（詳情及案例請見臉書粉專「陳嘉帆中醫診所」）

圖 | 「辯證施治，對症下藥」確保治療的精準性和有效性

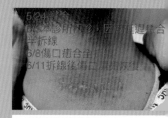
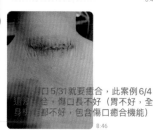

盡信書不如無書，
水果跟咖啡帶來的身體危害

醫學有兩個目標，一是治療，二是預防，《黃帝內經》曾提及「治未病」的觀念，因為在疾病形成後才治療，已對身體造成一定損害，若能洞見疾病，防患於未然，就能減低發病或病情惡化的可能性。若想要防患於未然，除了需要萬般謹慎抗生素的使用外，陳嘉帆的飲食觀念，也讓不少患者大吃一驚。她指出，「西醫或營養師推廣的水果益處，完全是透過讀書所知，但他們從來沒有真正觀察過病患吃完水果後的反應。」

臨床上，她看到不少病患因為吃了水果，導致肌肉酸痛、關節酸痛、咳嗽、脹氣、胃痛等症狀變得更加嚴重；另外有名西醫指出他的糖尿病病患僅飲用兩顆檸檬榨汁，無添加其他食物，血糖就飆到 360，可見不是只有甜的水果才對人體有危害。

她進一步補充，水果帶來的問題不僅僅是血糖升高，也會阻礙氣血的正常運行，導致全身機能下降，特別在胃部容易引起不適。儘管有些病人會聽取她的建議避免食用水果，但仍有不少人堅信水果富含維生素，對身體更有益處，而繼續堅持食用。事實上維生素本來就存在於各類食物中，人類不吃水果並無營養不良的問題。她無奈地說：「不少人都寧願相信別人說的話，卻不願意相信自己吃完水果後，身體不舒服的反應。」

除此之外，上班族人手一杯咖啡已是常態，不少人都相信咖啡除了能提神醒腦，還有不少正面益處，如幫助代謝、燃燒脂肪、抗氧化、預防心血管疾病、預防失智症等等。但事實真是如此嗎？陳嘉帆在臨床

圖 |
急性期經過中醫治療並忌口，不少困擾已久的問題皆獲得明顯改善。中醫不是只有「調養」，更多的是「治療」，而且急性期的治療遠勝於慢性期的調養。急性期沒處理好才會變成慢性病，因此治療慢性病應該從急性期著手

上看過不少案例，因為咖啡打亂生理時鐘，讓睡眠品質下降，導致氣血回補不佳，甚至刺激胃酸分泌，使得腸道發炎，影響脾胃功能、消化功能及吸收功能，全身機能只因嗜喝咖啡而大幅下降。

一杯咖啡帶來的腸道發炎，牽一髮動全身，還有可能導致「腸漏症」及後續一連串的皮膚過敏、食物過敏、糖尿病、免疫力下降、失眠、焦慮、憂鬱、健忘、自律神經失調等問題，可謂得不償失。當報章媒體都大力鼓吹水果及咖啡的益處時，陳嘉帆不停地透過衛教，希望讓更多人了解當全世界都以西方科學的論述為主時，更應該抱持嚴謹且有邏輯的態度，去觀察、去判斷。「主流的論述未必是絕對正確的，就像西方告訴我們水果富含維生素對人體有益，但這個結論完全是基於實驗室的結果，而非人體的真實反應。」她強調。

不再頭痛醫頭，令患者驚喜的中醫「整體性治療」

從 2018 年診所開業迄今，陳嘉帆中醫診所的網路評價已累積 500 多則的正面好評，不少病患都表示經過她的細心診療，再加上忌口且遵循醫囑，許多難纏的疾病都有明顯改善，甚至完全根治。也有人驚嘆中醫治療的「整體性」，原本希望治療的是牙周炎，但在幾次看診後，不僅牙周炎改善了，甚至多年困擾的坐骨神經痛也有明顯的進步，讓患者感到十分驚喜。

在忙碌的看診之餘，中醫診所也有開放官方 Line 帳號，讓有特殊或緊急狀況的病患，能即時與中醫師聯繫。此外，陳嘉帆也會透過社群媒體與 Line 帳號，讓首次看診的病患，能先有基礎的衛教知識：忌水果、咖啡、牛奶和生冷，最重要的是必須避免使用抗生素。

陳嘉帆說：「初診時，我會告知病人使用抗生素將產生的問題，若是未經過我的同意，再用到抗生素，就會列為黑名單。若我發現我無法控制感染狀況，就會請病人去接受西醫的治療，到時再用抗生素也不晚。」儘管也有的病患在初診時，聽到陳嘉帆提到使用抗生素會被列為黑名單，而感到相當驚訝，但不少病患確實發現，遵循醫囑後，果真身體健康有顯著的進步，也開始與身邊親友分享抗生素的危害。陳嘉帆解釋，「有些病人可能會覺得我兇，那是因為我發現對病人太客氣，他們反而會把叮嚀當耳邊風，等到吃了抗生素鑄成大錯，再兇他們便為時已晚，也會讓我感到相當後悔。」

除了給予病患正確的飲食生活習慣外，陳嘉帆也相信「靠山山倒，靠人人跑，靠自己最好」，她鼓勵患者也能自學中醫，並推薦書單，如中國近代著名的經方家胡希恕與日本醫師湯本求真的書籍。陳嘉帆表示，閱讀這兩位中醫師的著作，不用任何醫學基礎、劈頭就看也可以，看懂了，不僅能守護自己的健康，也能幫助家人。

創業，開一間屬於自己的診所，已成為許多醫生的選擇。談及創業的理念，陳嘉帆認為，無論是做餐飲、美容美髮或醫療，想要創業成功最基本的要件即是創業者能否解決別人的問題，其他如空間、裝潢、視覺設計等硬體設備都是其次。從看診、針灸到開藥，陳嘉帆中醫診所的診療能力，往往讓不少病患大呼「有感」，然而陳嘉帆不願只有少數人了解抗生素的危害，因此她不停透過社群媒體發聲，和到不同單位分享自己的洞見。未來，除了繼續堅守崗位，她也期待更多人了解她的理念，讓抗生素不再被濫用，且在中醫診療制度上能有改變，使中醫也能如同西醫般做急症處置。

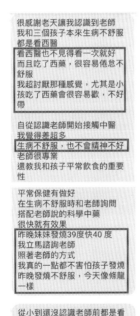

很感謝老天讓我認識到老師
我和三個孩子本來生病不舒服
都是看西醫
看西醫不見得看一次就好
而且吃了西藥，很容易倦怠不舒服
我超討厭那種感覺，尤其是小孩吃了西藥會很容易暈，不好帶

自從認識老師開始接觸中醫
我覺得差超多
生病不舒服，也不會精神不好
老師很專業
還教我和孩子平常飲食的重要性

平常保健有做好
在生病不舒服時和老師詢問
搭配老師說的科學中藥
很快就有效果
昨晚妹妹發燒39度快40度
我立馬詢問老師
照著老師的方式
我真的一點都不害怕孩子發燒
昨晚發燒不舒服，今天像條龍一樣

從小到還沒認識老師前都是看西醫
認識老師後接觸中醫
讓我一點都不害怕生病了
而且療程很簡單並不複雜
現在我和孩子不舒服不會拖很久
也不在那麼不舒服

baby liu
13 則評論

★★★★★ 1個月前

我週日清晨確診（很多診所沒開門），趕緊line私訊醫生請求協助，診所是8:30開始營業，沒想到醫生在7:52就幫我完成線上問診，讓我8:30準時領到藥。

週日吃完上午的藥粉後，睡了一覺醒來，開始全身痠痛、輕微冒汗、心悸，中午趕緊吃第二包藥粉，身體依舊不舒服，但是可以忍耐的程度，到了晚上因為不舒服，所以整個人呆呆懶懶的，吃完第三包藥粉後，洗澡睡覺了。

結果，神奇的事情發生了，週一起床，我只剩咳嗽跟喉嚨些許黏液，但整個人很舒暢，沒有其他症狀，每個人身體狀況不同，但我覺得醫生開的藥真的很對症，在沒有吃西藥的狀態下，復原如此快速，謝謝醫生在我最無助的時候給予最即時且正確的診斷。

大推這間中醫診所！！大推陳醫生！！

👍 有幫助　👎　…

黃緯宸
6 則評論

★★★★★ 1個月前

看了陳醫師後，才知道孩子發燒可以不吃退燒藥，一樣可以退燒，以前吃西藥大約都要拿兩次藥，看陳醫師後知道發燒不用吃退燒藥，這次高燒都來到39.2-39.7，喝舒跑水1:1，再搭配陳醫師後中藥，發燒大約2天孩子精神狀況很好，反而做的比以前吃西藥好，陳醫師是值得信賴的優良醫生

下載

9/1（五）

陳醫師剛剛去接小朋友，她只剩乾咳，精神也超級好，以前從來沒有這樣過，太神奇了！那樣是不是還要拿後三天的藥嗎？還是服完這次的藥即可？　　　　　　　13:43

以前都沒有這樣過，因為感冒都吃西藥，所以身體越來越差也越來越長不高

剩幾包？

6包

　　已讀　這兩天再看😊
　　14:07

謝謝陳醫師～小孩狀況好很多，這次重感冒，按以往經驗可能要拖個3個禮拜才好轉，不得不說，跟以前吃西藥相比恢復速度令人驚訝的快。

0:48

圖｜以中醫治療感冒等疾病，復原速度快，且不容易倦怠疲憊

▪ 經營者語錄

「拿人錢財，與人消災」，

當一個病患信任醫師，

醫師就該傾盡心力幫助他們。

▪ 品牌核心價值

抗生素的冬天正襲擊而來，人體內那些無可取代的微生物已有
滅絕之勢，將引發人類嚴重的健康問題。

陳 嘉 帆 中 醫 診 所

診所地址
新竹縣竹北市中正東路 216 號（舊址）
新竹縣竹北市光明三路 22 號（新址）

聯絡電話
03-656-0363

Facebook
陳嘉帆中醫診所

好好玩

心理治療所

回到初心，玩起來！

現代人在繁雜而忙碌的生活當中，面臨到越來越艱鉅的挑戰，也因此經常徘徊於焦慮、壓力、憂鬱和孤獨的感受裡，其中，由於數位世界、學業壓力及家庭變革等複雜問題，這些因素更對兒童的心理健康產生了深遠的影響，因此，兒童心理治療在現代社會上扮演著至關重要的角色。好好玩心理治療所，秉持著溫暖、正向與良善的理念，擁有一支高度專業結合深厚熱忱的心理師團隊，從心理衡鑑、個別與團體心理諮商／治療至家長親職諮詢，不分年齡層為現代社會中需要幫助的心靈，提供喘息及充電的空間；在這裡，孩子不僅能夠自在表達內在情感和個人想法，更可經由臨床心理師給予的治療課程及訓練方法，學習、理解並且自信地應對生活中的各種挑戰，順利在未來融入這充滿荊棘的社會。來到好好玩，每個人的心靈皆得以綻放，如同遊玩在一場美好的遊戲之中，充滿了歡笑、成長與希望。

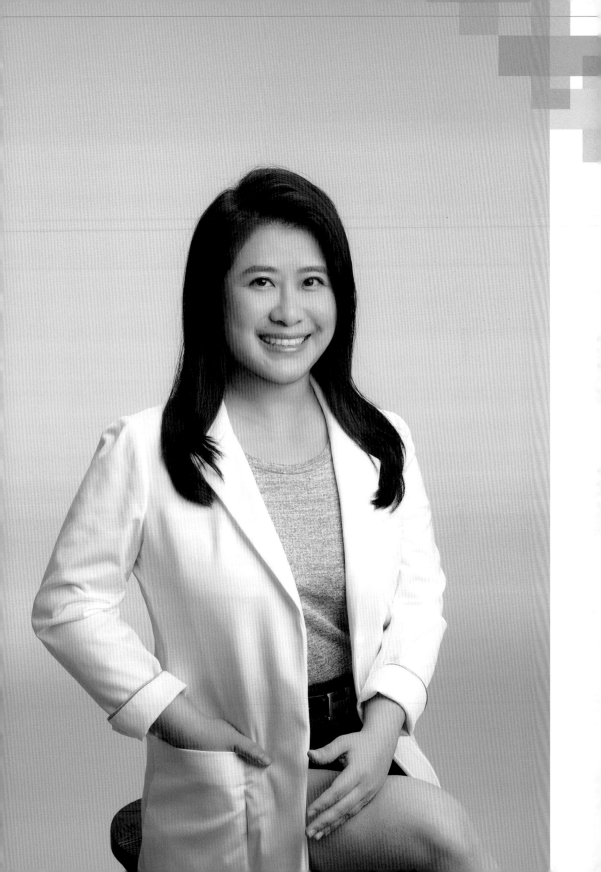

臨床心理師與母親雙重身分的相互映襯

在生命的舞台上，有些充滿樂觀、活力與正向的美麗靈魂，懷抱著堅韌無比的信念、蘊藏著無盡可能的希望，宛如一道強大的光芒，照亮了周遭所有人的心靈世界——好好玩心理治療所所長黃郁珊即是此般的存在。即使只是一次短暫訪談的相會，郁珊所長也以發自內心的溫暖和善意，滿懷熱情地暢聊著她創立好好玩心理治療所的故事，她的每個言詞皆帶有深遠的意義，因為那是她在幫助了無數迷茫的心靈後，收穫到最珍貴的智慧與感悟。

自國高中時代即立志成為一名臨床心理師，郁珊所長在求學路上努力不懈地追尋著自己的夢想，一路從攻讀中原大學臨床心理學研究所、完成一年實習訓練，取得碩士學位，通過國家專技人員考試取得心理師證照，並在基隆長庚醫院精神科和神經內科擔任臨床心理師長達十年以上。「精神科醫師在做診斷和開藥前，會將個案轉介給臨床心理師做 1~3 小時的心理衡鑑，隨後醫師會參考評估後的報告進行診斷及開藥，我們扮演的是這樣的角色。」郁珊所長耐心地解釋著臨床心理師的職責與工作。

是專業的臨床心理師，郁珊所長同時也是一位偉大的母親，彷若所有現代女性的典範，她不僅完善地照顧家庭，也熱衷於實踐理想——開設一間心理治療所，而之所以跳脫安穩的醫院體系，自己帶領心理師團隊一同闖蕩，郁珊所長談到：「在醫院有源源不絕的個案，有很多機會可以磨練自己，對於臨床心理師的職業生涯是非常有幫助的，但是醫院以健保為主，在時間、空間和資源的運用上產生了很大的限制，或許有些人非常需要接受治療，可是由於有比他更需要醫療資源的人，所以他排不進健保；另一個原因是，醫院的門診時間固定，許多小朋友的家長白天因工作而無法帶他們的孩子到醫院做評估、治療跟訓練；或是醫院的氛圍讓小朋友比較不願意前來等，這些都是我希望可以深入社區服務的主要原因。」

除了以熱切服務的心情投入開業，更重要的還有在背後無條件支持著郁珊所長的先生，促使她勇敢無畏地邁出步伐，以臨床心理師的專業和作為母親的經驗來成立好好玩心理治療所，為許多兒童及家長提供心理治療領域的幫助。

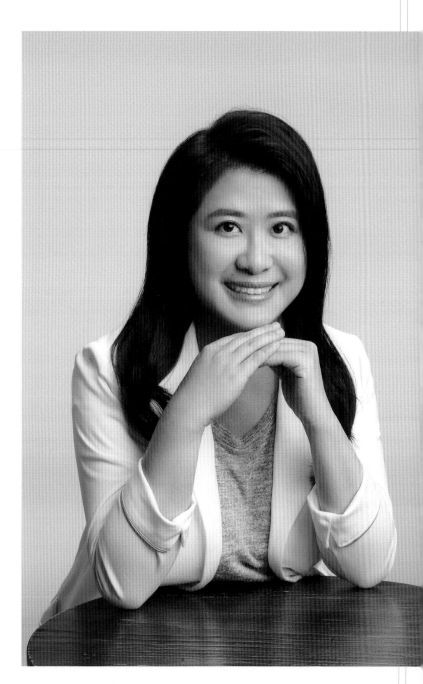

圖｜匯聚熱忱與專業，黃郁珊所長啟迪光芒，成就心理健康的美好旅程

一座心靈療癒堡壘的誕生：挑戰與奇蹟的歷程

　　走入創業的世界中，一個人揚帆遠航，勇敢迎向未知的大海，這是一段充滿了冒險和挑戰的旅程，如同那被迷霧籠罩著的山脈，披上了神秘的面紗；對任何領域的創業家來說，每一次的決策都是一場膽戰心驚的考驗，每一步都是一個艱辛的攀爬。

　　對郁珊所長而言，離開安適穩定的醫院更是如此，她夢想打造一座心靈療癒堡壘，可是未曾想過迎面而來的是現實中的超乎預期，郁珊所長告訴我們：「原本以為開業在學區之中，且整個內湖區也沒有其它家心理治療所，客源應該不成問題，沒想到和預期的完全相反；除了疫情的衝擊，也因為該地區大家對心理治療所仍然感到陌生，不知道這裡是什麼地方、我們在做什麼工作，也認為醫院享有健保跟這裡的自費金額差距十倍以上，許多家長因而怯步，所以起步的時候在這方面花了不少心力，只為讓家長理解這之間的差別，重新認識心理治療。」

　　每位富有理想的創業家多少對行銷廣告及商業化心生排斥，郁珊所長亦是如此，她未曾投入巨額廣告費進行推廣和行銷，真心不希望這座心靈療癒堡壘與商業利益有太多的瓜葛，畢竟單純與溫馨才是它的本質。「我們沒有高曝光率，未曾上過節目和出書，但是希望藉由專業扎實的課程、有品質且深入的互動，慢慢累積出大家的信任及經營成果。」郁珊所長選擇踏實走出每一步，期盼這座心靈療癒堡壘既溫馨又堅固。

　　心志堅定、步履堅實，郁珊所長的創業故事是一個充滿堅持和信念的範本，不管前方的道路多麼崎嶇，經營上面臨著何種艱難與挑戰，她的每一步都沉穩而深刻，因為她明白成功並非一蹴可幾，更需要的是時間、努力和耐心。

　　來到好好玩心理治療所，郁珊所長表示：「這裡能夠讓孩子們不受時間和次數限制，完整地進行治療歷程，這是社區型的心理治療所才有機會實現的價值。」當時間不再是種壓力，臨床心理師更能成為陪伴孩子成長的夥伴，宛如一位導航員，幫助孩子們穩定航行、漂渡風浪，最終找尋到前進的方向，並從中自信茁壯。

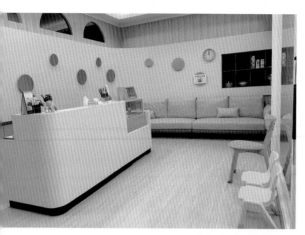

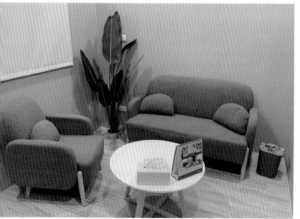

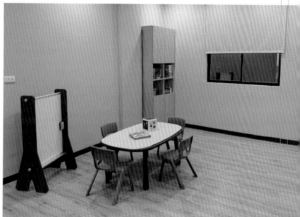

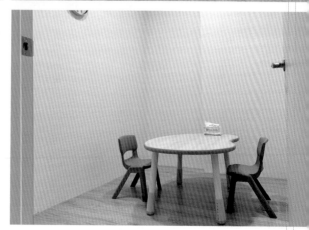

圖｜好好玩心理治療所環境清新簡約、乾淨明
亮，臨床心理師在這充滿溫馨的空間，以專業
與關懷，陪伴個案邁向健康心靈

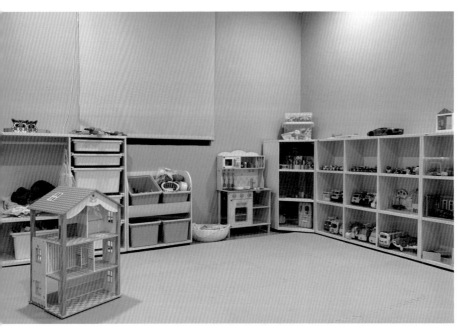

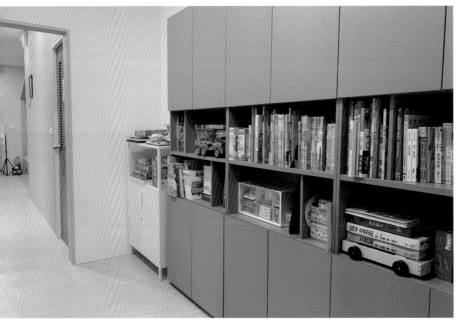

圖｜好好玩心理治療所獨具的遊戲間，在這片遊玩的小天地，每個小小心靈都能在此找到歸屬及微笑

簡約而舒適的空間，幫助找回愛的能量

近年來，心理治療所的數量急劇增加，競爭變得更加激烈，這使得每家心理治療所都必須發揮出獨特的風格和特色，才能在這浩大的市場中被看見。好好玩心理治療所，其最獨特之處便在於提供一個簡約而舒適的空間，郁珊所長說：「環境第一眼的感覺很重要，如果診間裡東西很多看上去就會雜亂，甚至有壓迫感會干擾心理師工作，所以我們盡可能的簡化周遭環境，空間一定必須是簡單而且舒適，每個孩子和家長來到這裡都可以被照顧到，感覺輕鬆自在，小朋友才不會因為像是來到醫院而排斥上課。」

語畢，郁珊所長又笑談，在好好玩心理治療所還有一間遊戲治療室，孩子們在這個自在的小天地裡，可以透過各種不同的玩具和遊戲，達到自然互動與認知能力練習；於是，不僅是孩子們喜歡這個專屬於他們的小天地，家長們也喜歡到好好玩這座心靈療癒的堡壘來喘息和放鬆。

目前好好玩心理治療所，不分年齡層主要提供心理衡鑑、個別與團體心理諮商／治療以及家長親職諮詢等服務項目。心理衡鑑即是透過幼兒整體發展來做兒童、青少年及成人的智能評估，注意力評估、自閉症評估與篩檢、情緒行為及人格特質評估等，幫助臨床心理師了解目前個案之心智狀態，亦可作為未來療育介入或治療介入之參考。「或許因為我們的名字叫做『好好玩』，現在個案多是幼稚園和國小學童，其中又以過動症和自閉症為大宗，但其實從嬰幼兒至老年階段的個案都會是我們的服務對象。」

藉由觀察個案的核心問題，引導其做專注力練習、衝動控制、溝通表達和認知訓練等課程，用郁珊所長的話來說，即是以合適的方法，在合適的地方，為合適的對象進行溝通與練習。此外，還有家長親職諮詢，開放家長與心理師對談，以了解小朋友的教養問題，並以適切的方式調整及改善。

郁珊所長感性地說：「人生太辛苦，尤其隨著年紀的增長，人越來越不知道該怎麼玩，所以懂得如何在每一個當下尋找到生活的小確幸是非常重要的。雖然不同的年齡層，面對遊戲都有不同的看法，但希望不論在哪個年紀，我們都可以保有一顆願意『玩』的心。」

團體督導制——打造不斷成長進化團隊的秘訣

　　除了幫助個案的成長和發展，為其未來生活奠定穩固的基礎，好好玩心理治療所同時也是個促進臨床心理師不斷成長與進化的殿堂，而持續進步以達正向循環的秘訣，就在於「團體督導制」。

　　郁珊所長說明：「一路走來，我發現許多治療所之於心理師，是出借場地和接案制的合作關係，但是我想讓心理治療的品質更加精進，所以好好玩的十位臨床心理師，我們是一個整體，是一個大團隊。再例如：和小朋友預約了解他的狀況後，我們會參考每位心理師的專長及風格，與心理師做接洽的討論，而身為所長，我會詢問心理師接下來針對個案的作法，走訪家長與孩子之間，最後再和心理師思考該如何有效幫助個案。」

　　郁珊所長笑稱這是所長「包山包海管很多」的形式，然而，也是通過這般團隊和督導之間的激盪訓練，促使心理師能夠保持開放，分享經驗、討論個案，並從中得到建議和反饋，不僅有助於提高心理治療品質，更加速心理師在其職涯的學習和進步，更是一種對家長及孩子們負責任的工作型態。

　　對工作和服務抱持巨大熱情的郁珊所長，在創立心理治療所後腳步始終未曾停下，接下來，她更期待與語言治療師、職能治療師等工作夥伴進行跨專業的團隊合作，期許能為台灣的兒童早期療育盡一份心力，也是她身為一名臨床心理師與一位母親，所能做的最寶貴的貢獻。「好好玩是我的孩子，所有來到這裡的人都是我的孩子。」郁珊所長語帶溫情地訴說。

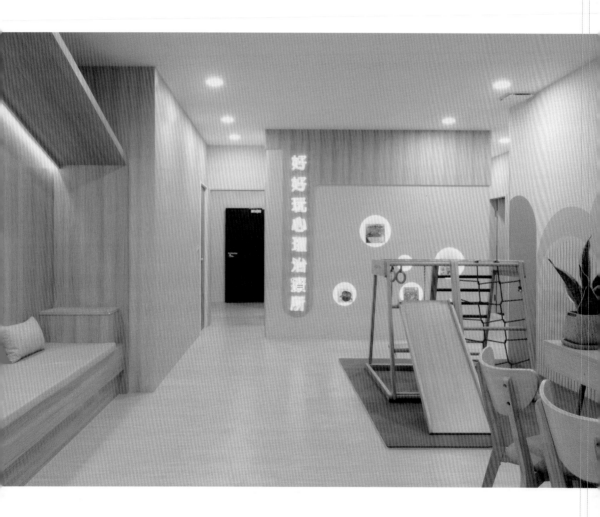

希望不論在哪個年紀，

我們都可以保有一顆願意「玩」的心。

品 牌 核 心 價 值

好好玩心理治療所，秉持著溫暖、正向與良善的理念，擁有一
支高度專業結合深厚熱忱的心理師團隊，從心理衡鑑、個別與
團體心理諮商／治療至家長親職諮詢，不分年齡層為現代社會
中需要幫助的心靈，提供喘息及充電的空間；在這裡，孩子不
僅能夠自在表達內在情感與個人想法，更可經由臨床心理師給
予的治療課程和訓練方法，學習、理解並且自信地應對生活中
的各種挑戰，順利在未來融入這充滿著荊棘的社會。

好 好 玩 心 理 治 療 所

診所地址
台北市內湖區康寧路三段 16 巷 78 號 1 樓

聯絡電話
02-2630-5631

Facebook
好好玩心理治療所

Instagram
@wellplay.psychotherapy

官方網站
https://wellplaypsy.com.tw/

璽宇令和

牙醫診所

盡享尊榮與精緻的
日式醫療體驗

牙醫診所，一個往往令人深感緊張畏懼的地方，置身在冰冷而蕭穆的診間裡，聆聽著醫療器械刺耳地嘎吱作響，如同正在敲打著一條條神經，讓人不由自主升起一股寒意，總默默地在心中與自我低語；但或許我們都可以經由一個全新視角，重新定義看牙醫這件事情——其實，它也可以成為一種享受和療癒的過程，在不帶任何恐懼的心情下，放心而坦然地接受牙科療程，並在醫師的專業與不斷溝通之間找回口腔健康。位於台中的璽宇令和牙醫診所，是一間極富特色的牙醫診所，由留學日本的院長領軍，從內而外攜手打造出極致日式的醫療風格，擁有專業與溫度兼具的優質團隊、隱私且細膩的接待服務，以及嚴謹而講究細節的高品質診療，完美引領著一場與眾不同的就診體驗，在平靜、健康和美麗之間優雅相會。

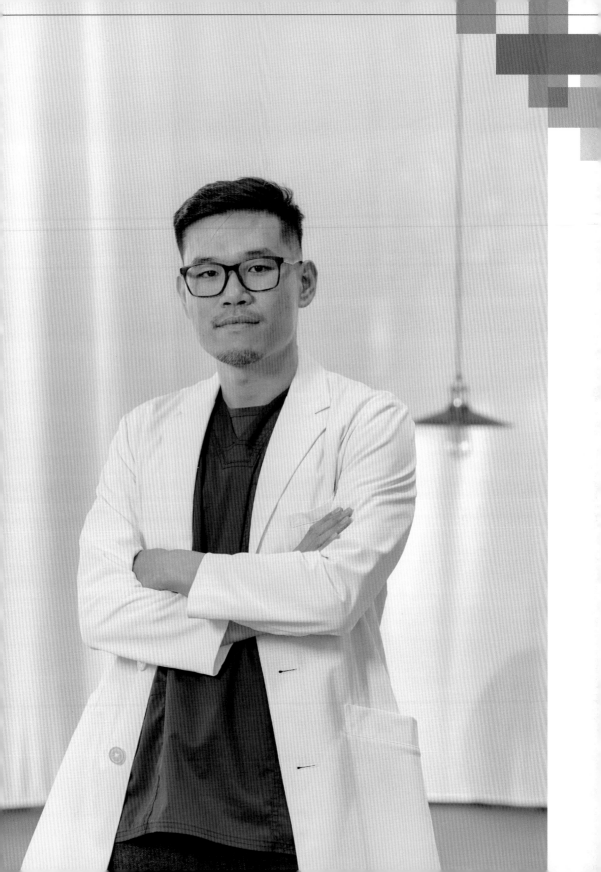

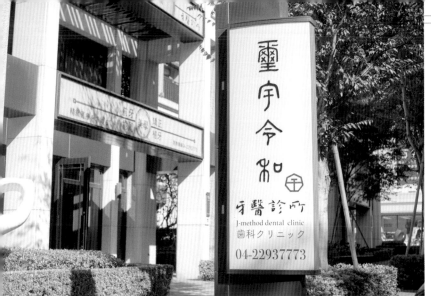

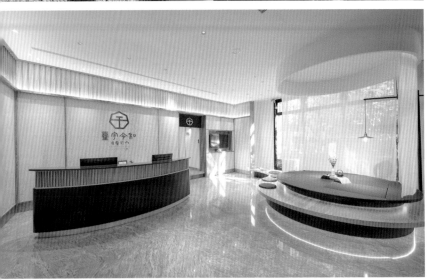

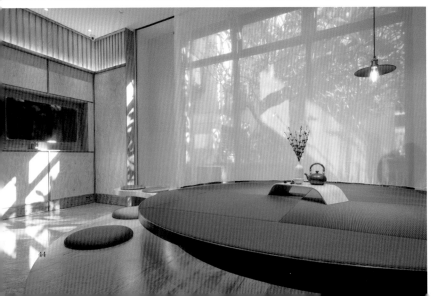

醫療之手，職人之心：留日求學與執業的啟發

璽宇，充滿了皇家的寓意，就像璽印一樣，是對專業醫療的認可和誓言；令和，則代表著充滿和平、和諧的年代，前來就診的患者皆可自空間中感受到溫暖與關懷。如同其名，陽剛中帶有溫和，力度中展現柔軟，正是院長吳宇傑賦予璽宇令和牙醫診所的至高期許。

言談間沉穩不失風趣特質，自信中帶有同理情懷，吳院長自求學階段即深刻了解到心之所向，作為一位追尋理想的實踐者，在台灣念過職能治療和農業經濟專業後，便毅然決然前去申請日本的大學，於松本齒科大學攻讀牙醫學士學位。「我認為日本教育比較適合我，又在因緣際會之下申請到我嚮往的牙醫系，所以離開了台灣到日本留學。」

在松本齒科大學的優良環境下，吳院長接受到日本最豐富的牙醫學術資源，見識到當地最新穎的診療設備，更重要的是，在日式生活文化的薰陶下，他深切地學習到職人精神之底蘊，一輩子做好一份志業的嚴謹、執著與重視細節。伴隨著環境的洗禮，吳院長在日本取得牙醫師執照，留日執業一年，最終帶著深厚的專業學識與豐富的執業經驗歸國。

吳院長回憶：「回台後，我曾在台北內湖三軍總醫院工作，也曾受僱於台中當地的診所，可是有感於台灣醫療院所的重心主要聚焦於治療上，接待服務層面相對弱化，甚至未達一定水準，我便思考，或許我們能將接待、掛號和診療這每一個環節都加以改善並相互連結，促進就診流程整體的優化，於是我決定自行開業，為台灣的患者帶來日本的職人精神，以及他們對於醫療細節與品質的追求。」

圖｜懷抱著使命感與決心，吳宇傑院長從牙醫師成為診所經營者，前方等待著他的是一段充滿挑戰和機會的旅程，任由其翱翔的無垠蒼穹

當高品質醫療融入日本茶室文化

　　留日七年的時光匆匆如夢，吳院長踏上日本土地並切實地生活在其中，亦是從那刻起，他開始經歷一場關於語言、人際、飲食、環境、學習和工作的全新體驗，每天皆沐浴在日本文化當中；隨著時間的揉合，他不再是當初離鄉背井的陌生人，這些體驗自然而然地融入了他的生活，成為他的一部分，深植在他的習慣、行為和思想中。

　　因此，回台後計畫開設醫療診所時，受到日本茶室文化的啟發，吳院長懷抱著對醫療事業的堅定信仰和對人性溫暖的追求，致力於將高品質的醫療與舒適的氛圍相互結合，因為他深知患者的需求不僅是解決口腔健康問題，心靈也需要被妥善照顧。打造一個讓人感到溫暖、可以安心甚至放鬆的就診體驗，是吳院長從始至終不變的心願。

　　日本茶室文化擁有悠久的歷史，在美學與禪意的並行之下，由主人按照特定步驟的接待禮儀為客人準備茶點，是一場嚴謹與體貼的相會，而璽宇令和在吳院長的帶領之下，也引入日本茶室文化至診所的環境與服務當中，因為前來診所的不僅是一名看牙醫的患者，也是璽宇令和牙醫診所重視至極的貴賓。吳院長談到：「我想把這項接待文化帶回台灣，讓診所不再是冷冰冰的感覺，並且在這樣溫暖的氛圍裡，追求嚴謹、精緻的高品質醫療。」

　　此外，璽宇令和也相當重視患者的就診隱私，並在設計診所動線時採用「獨立出入口」，讓患者在不回頭的高隱私動線下安心就診；不同於傳統診所，璽宇令和對於患者的安全給予高度重視，採用分離通道，讓患者和助理擁有各自的進出空間。

　　由於院長精通日語，在日本的醫院有實務經驗，他能夠流暢地為日本患者看診，因此也有不少的日本患者選擇璽宇令和作為守護他們口腔健康的醫療院所，基於信任和厚愛，在患者彼此口耳相傳下有更多的日本患者來到了璽宇令和，吳院長笑著說，「開業後我才知道，原來台中居住了這麼多日本人，其中像是台中廣三 SOGO 的老闆也是璽宇令和的 VIP。」

　　目前璽宇令和牙醫診所提供多項診療項目之服務，專長全口重建治療，亦即無論有任何牙齒問題，患者皆能在院長精準的診斷及細心的溝通下，共同討論出適切的治療規劃，並有效解決牙齒問題，重建一個完好的口腔環境。

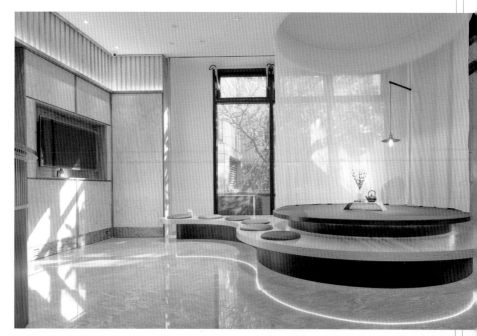

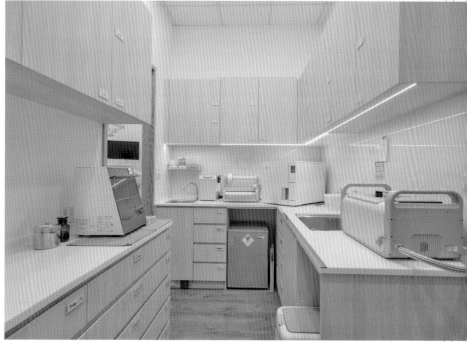

圖｜明亮而典雅的環境，患者來到璽宇令和牙醫診所，能享受到環境帶來的安心和舒適，並在專業的牙醫師看診和診所精良的醫療設備下，守護牙齒健康

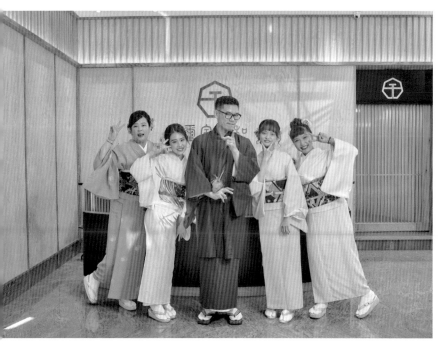

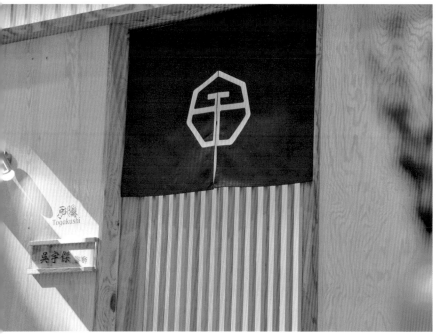

以社會責任為翼，翱翔出品牌極致

　　無論身處任何領域，創業始終是一項極具挑戰性的任務，開一間富有特色理念的診所更是如此，從無到有化概念為現實，一點一滴形塑出品牌的面貌，其所需要的不僅是大量的時間與心力。為了完整實現診所的定位，提供患者有溫度、隱私及優質的就診體驗，吳院長在創建璽宇令和時不惜投入可觀的資金作為裝潢和人事成本，讓精緻由外而內漸漸沉澱進而扎實，以極致的專業與態度凝聚出不平凡的職人魂。「我們不特別著墨於金流，不論是環境或人事編列，璽宇令和在乎的是提供患者足夠深厚的社會責任，儘管建立一個好的品牌企業十分困難，仍然必須勇於執行和實踐。」吳院長提及。

　　從牙醫師進化成診所院長，此一身分的轉變亦為吳院長自想法、觀點和決策上帶來巨大的影響性，他真切地說：「過去是員工，從來沒想過如何當一位創業家、經營者，現在變成老闆，對於勞資環境的看法則有了天翻地覆的變化，在當今市場上，人力短缺成為了一個普遍問題，如何吸引優秀人才留下，以及後續長遠的培訓和晉升等問題，確實是一位企業經營者必須認真思考的課題，我也因此有機會從中學習。」這種轉變讓吳院長更深刻地理解企業經營的複雜性。

　　即使身分轉變為老闆，吳院長依然保持謙遜，持續學習，因為他知曉唯有如此，才可為患者帶來更加卓越的就診體驗，同時為診所和員工創造更美好的未來。

圖上｜吳宇傑院長重視優秀人才的留守，期盼給予患者最專業、細緻的服務，以落實璽宇令和牙醫診所的企業理念

圖下｜璽宇令和牙醫診所的 Logo 發想富含意義，採用日式元素，於其中加入象徵吳院長幸運數字「七」的七角形，整體而言，亦有「宇」字之意象，完美詮釋璽宇令和的品牌特色

醫師視角下的經營哲學 — 理解、改進、完善

　　自 2021 年成立以來，璽宇令和牙醫診所一直秉持著將專業與精緻的醫療體驗帶給患者的承諾；然而，對吳院長來說，適時跳脫醫師的專業領域，從一名經營者的角度對品牌進行全面理解更加重要，因為唯有如此，患者才可在璽宇令和的不斷進步之下，獲得更優質的診療服務。

　　在這個競爭激烈的時代，Google 評論是衡量商家和品牌整體表現的一項指標，吳院長對此尤為重視，他提到，現今有許多品牌和企業會購買優良評論，消費者看見其亮眼成績時便會深受吸引，但吳院長進一步解釋：「當今人人活躍於網路世界中，網路聲量對品牌有著顯著的影響性，璽宇令和的 Google 評論分數是滿分 5.0，同時擁有許多正面評價，可是我們從未買粉，沒有任何以寫好評換取禮物、服務的推銷行為，所有評論都是患者發自內心自發寫下的評論，我認為只有在這樣誠實面對所有評論的情況下，我們才能知道最真實的營運狀況，理解當前的品牌理念和運行模式是否符合患者的期待。」

　　不依靠任何虛假的指標，而是坦蕩蕩地虛心接受所有評論，將讚美的評論化為前進的動力，負面評論則有助於經營者洞悉真正的問題所在，針對問題和盲點加以改進，同時站在患者的立場全方位思考，促使品牌的發展朝向健康而完善的方向，吳院長的品牌經營哲學不僅適用於診所領域，亦值得各行各業的專業人士參考切磋。

　　作為一個背負著社會責任的品牌，璽宇令和牙醫診所一直致力於提供高品質和精緻的牙醫服務；近期，吳院長計劃開設一家以健保服務為主、價格實惠的牙醫診所，這將滿足更多人的口腔保健需求。此外，若目前極致日式的醫療體驗深獲患者的認同與喜愛，未來則有望橫向發展成立藥局、醫美診所及長照中心等，在每一個相關產業裡，繼續以精緻的服務理念驚艷大眾。

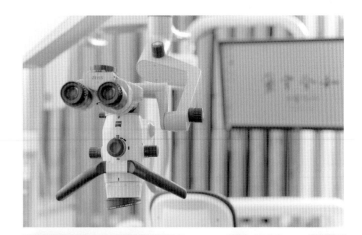

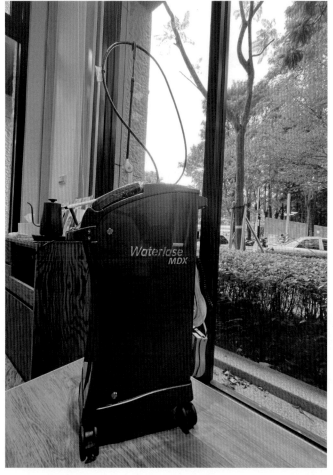

✚ 經營者語錄

虛心接受所有評論，

有助於經營者洞悉真正的問題所在。

✚ 品牌核心價值

璽宇令和牙醫診所，位於台中一間極富特色的牙醫診所，由留學日本的院長領軍，從內而外攜手打造出極致日式的醫療風格。擁有專業與溫度兼具的優質團隊、隱私且細膩的接待服務，以及嚴謹而講究細節的高品質診療，完美引領著一場與眾不同的就診體驗，在平靜、健康和美麗之間精緻相會。

璽 宇 令 和 牙 醫 診 所

診所地址

台中市北區北平路一段 77 號 1 樓

聯絡電話

04-2293-7773

Facebook

璽宇令和牙醫診所

官方網站

https://jiureiwa.com/

安民

家 庭 醫 學 科 診 所

家醫：
守護忙碌都市人的身心健康

在當今節奏快速的社會裡，堆積如山的工作和各媒體應接不暇的注意力爭奪儼然成為許多人的日常。長時加班、頻繁外食，加上缺乏適當運動，不少人都有肩頸僵硬、腰酸背痛、營養失衡、體重失控等問題，也增加罹患慢性病與急性病的風險。鑑於此，位於台北東區的「安民家醫」自 2018 年成立以來，致力於疾病預防和健康促進，提醒在忙碌都市生活中的人們：「從治療疾病，來到健康促進。」

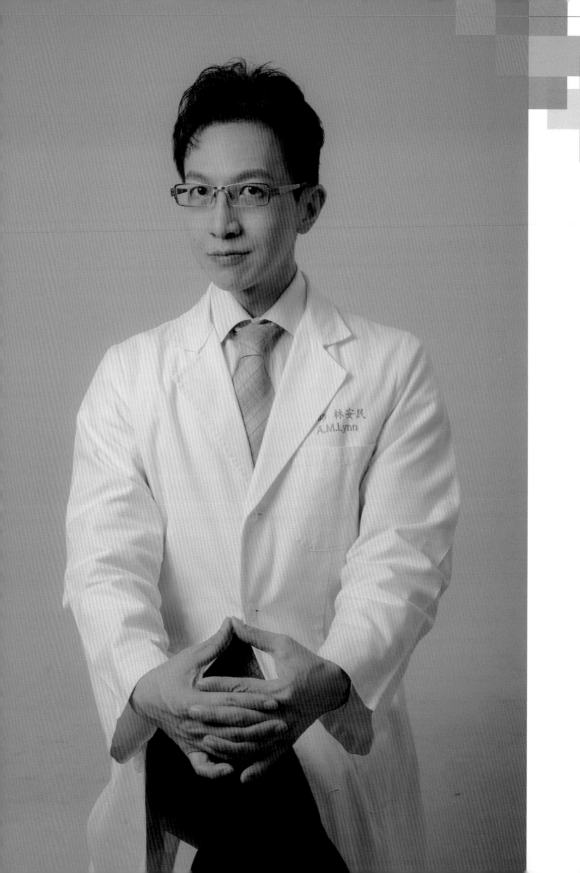

專業運動醫學，全方位客製化物理治療與運動處方

安民家醫致力於提供全方位的健康服務，匯聚家醫科醫師、物理治療師、營養師、諮商心理師等專業團隊，希望協助人們熟悉積極健康的生活方式，實現「全民均健」的理想。診所院長林安民不僅是資深的家醫科醫師，更是運動醫學專家，他熱愛運動，深知運動對身體健康的重要性。

「運動的好處實在太多了，尤其是許多患者『運動前』和『運動後』的身體狀況相差非常大，有的人骨密度顯著提升，也有的長者原本需要使用拐杖才能走路，運動後都不需要了。」林安民說明，人們從運動入手，不僅可改善現有健康問題，讓身體在面對疾病時「踩下剎車」，阻止病情惡化，還可以預防潛在疾病。儘管許多人認同運動的益處，但也有不少擔憂，例如擔心身體會不適，或因慢性病相關病史，擔心運動方法、強度不適合自己，因而遲遲無法邁出第一步，也錯失運動的樂趣和益處。同時也有人原本滿懷運動熱忱，卻因為運動強度與方法過度導致受傷，反而生出退縮與負面的態度，上述均為可以避免的事情。

安民家醫推出「運動健檢」服務，由擁有美國運動醫學會 (ACSM) 教練證照的林安民進行專業評估，降低運動傷害風險，同時獲得規律運動的好處，其內容包含：內科問診與了解過去病史，確定心血管相關症狀與病史（包括運動習慣，以及患者內科用藥和外科手術歷史的詳細評估，以確保運動處方的安全性和有效性）；使用「InBody」身體組成分析儀，能精確地分析肌肉量、體脂比例等關鍵指標；生化檢驗確定基礎血糖、血脂肪等指標，作為評估個人健康狀況的重要步驟。此外，也會針對肩部、髖部、膝部和踝部關節，協助為個人做靜態站姿和動態關節活動度的詳細測試，識別潛在的運動風險和改進方向，給予進入運動訓練的建議。

林安民表示，儘管自己擅長運動，但身為醫師更重要的責任是，幫助人們或是協助運動教練了解參與者的身體狀況，運動教練也能根據醫生建議為學員安排調度訓練內容，共同與體適能領域的從業人員完成健康促進。除了移除人們對於運動的不安，林安民指出，有些人如果走路不太方便，

就會更排斥出門，不想讓別人看到自己辛苦的那一面，因此鼓勵他們運動前，更重要的是透過物理治療改善不適之處，以此提高自己運動的意願。

物理治療師會針對肌肉骨骼方面的問題做出改善與後續姿勢矯正，幫助民眾從「無法」過渡到「能放心」，最終達到「樂於運動」的境界。為了提供高品質且專業的物理治療，除了徒手治療，安民家醫引進高端醫療設備，包括能深度熱療和消腫、加速患者復原的「TRT 標靶射頻治療儀」；以及可迅速止痛並放鬆肌肉，具有局部強化功能的「SIS 超磁場治療儀」和能針對骨折不癒合部位及肌腱或韌帶等軟組織的慢性疼痛給予高能量震波，促使微血管新生，達到組織再生及修復的體外震波治療 (ESWT)。此外，「立肌塑」能多方向強化大肌群，直接助力增肌，吸引不少專業運動員的青睞。這些先進的治療設備，結合專業的醫療團隊，使安民家醫成為治療運動傷害和希望擺脫難纏的五十肩、腕隧道症候群、網球肘、高爾夫球肘等急性和慢性疼痛人的首選。

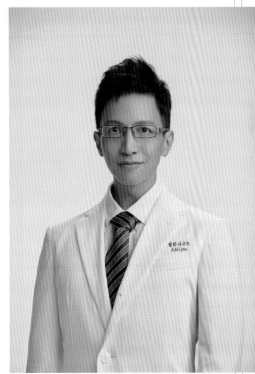

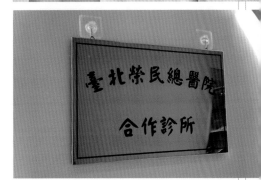

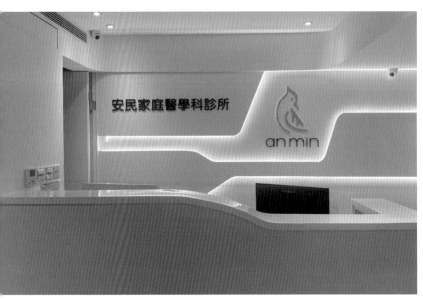

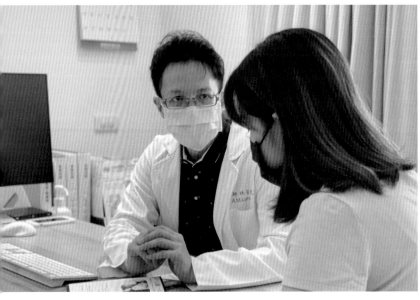

專業團隊協助減重，降低慢性病風險

近年來，台灣的肥胖盛行率持續攀升，數據顯示，每 4 位國小學童中就有 1 位身患過重或肥胖問題，而成人中超過半數都存在肥胖困擾。世界衛生組織更強調肥胖是一種慢性疾病，呼籲人們應重視肥胖對健康的危害。

林安民過去參與指導醫院和社區的減重班時，見證學員在體適能和心態上的顯著轉變，這些經歷讓他深感欣慰，也進一步堅定他對體重管理的熱情和承諾。儘管減重從來不是一件易事，然體重管理本身即為健康管理的一環，因此，自從創立安民家醫以來，他特別關注患者體重問題，不遺餘力地做衛教，以及持續探索各式能幫助民眾較為輕鬆改變的行為與手法。

結合家醫師、營養師的專業，配合「連續血糖監測」，讓民眾能了解什麼樣的食物會造成血糖大幅上升，避免身體需要高胰島素的「胰島素阻抗」。林安民指出，連續血糖檢測有助於了解每日的血糖波動，讓人們能及時調整飲食和行為並改善胰島素敏感性，使身體更有效地利用體內脂肪作為能量來源；同時，還能幫助我們更好地了解運動對血糖的影響，制定更有效的運動計劃，確保在減重過程中獲得最佳成效。除此之外，搭配「Saxenda 善纖達」之腸泌素，能提升飽足感達到熱量赤字效果外，亦能夠提升胰島素敏感性，兩者皆有利增肌減脂；並同時利用立肌塑等肌力訓練儀器，設計出含有線上諮詢之體重管理方案 4 週至 8 週課程，打造易瘦體質，遠離肥胖等慢性病。

圖｜安民家醫院長林安民不僅是資深的家醫科醫師，更是運動醫學專家，多年來致力於疾病預防和健康促進

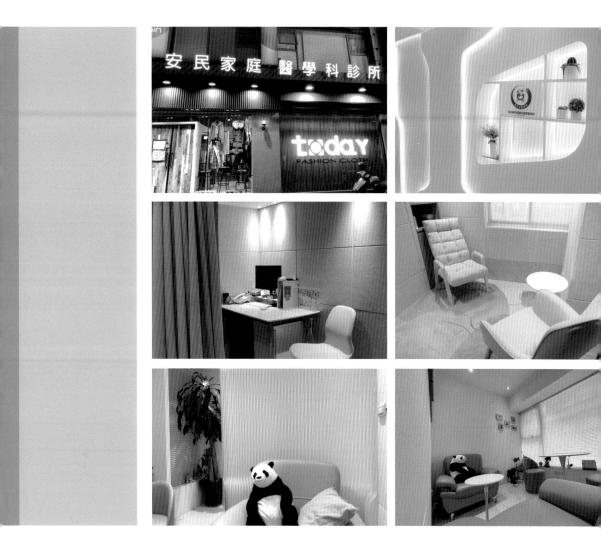

圖｜舒適且溫馨的看診環境以及以人為本的友善服務，開業僅五年時間，安民家醫已累積不少正面評價

家庭醫師即是厝邊的好醫師

在社區健康照護中，人們熟悉的家庭醫師扮演著極其重要的角色，不僅能處理常見日常疾病如感冒、腸胃炎，更是涵蓋如內科慢性病、外傷處理、婦幼保健、皮膚問題等等。安民家醫與民眾建立良好互信的醫病關係，深入了解民眾的健康狀況、生活方式及家族病史，以提供個人化和全面性的照護，不僅處理疾病，更重視預防保健、慢性病管理以及心理健康問題。

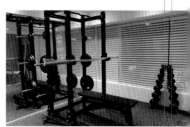

林安民表示，看診時，他熱愛分享衛教知識，確保每位患者離開前都能有所收穫，無有疑惑。透過有效的溝通，醫師能及時了解病人的想法或擔憂，特別是在治療過程中的各種變化，以確保疾病順利治療。

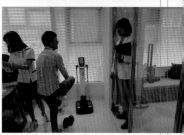

在台灣，不少人都抱怨在醫院就醫時，從等掛號、看診到等批價領藥的時間過長，醫師看診時也沒有充裕的時間，導致患者接受的醫療品質不佳。相反地，在安民家醫診療時間非常充裕，醫師及物理治療師都會為患者預留足夠的時長，林安民表示：「無論是處理運動傷害還是慢性疾病，都需要醫生細心地深入了解，因此看診的時間相較於其他診所或醫院，更長了一些。」

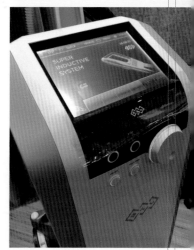

圖｜安民家醫積極推廣運動的重要性，並協助排除人們對運動的不安，讓民眾不僅瘦，更瘦得健康

另外，安民家醫診所在藥物選擇上堅持高標準，多數選用與醫學中心相同的原廠用藥，確保患者接受最優質的醫療服務和藥物治療；原廠藥物經過嚴格的臨床試驗，在安全性和效果上更有保障。同時，安民家醫也是「社區醫療群」的一員，舉凡有眼科、骨科、耳鼻喉科等問題，家醫師也會針對患者的狀況進行初步的評估和處理，如有必要，會迅速協助轉診，讓患者得到專科治療，這種跨專業的合作模式不僅提高醫療效率，也增強醫療品質，使患者無需在不同醫療機構間奔波，就能得到最適宜的治療。

　　除了橫向資源連結，安民家醫與臺北榮總、臺北長庚、國泰醫院等醫學中心建立垂直轉介，讓民眾至醫院轉診掛號時能擁有優先就醫序號，加強便利性及效率，改善民眾整體就醫體驗。

圖｜安民家醫是社區醫療群的一員，轉診迅速，兼具醫療效率與品質

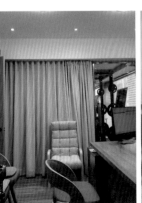
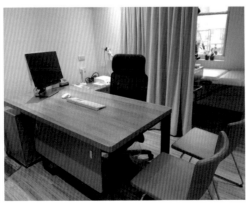
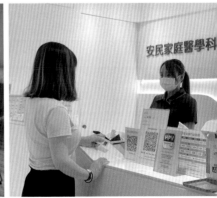

創業不易，上百好評背後的努力與堅持

　　自安民家醫創立以來，由於良好的醫療品質讓診所在網路上獲得上百個正面評價。患者不僅讚賞醫療團隊的細心照護，也對診所溫馨的空間設計、流暢的看診秩序以及貼心的服務感到滿意。然而，這些好評並非一蹴而就，林安民坦言，這背後其實也面臨不少挑戰，特別是在人事管理。他指出，家庭醫學與運動醫學是提供患者高度「個人化」與「客製化」的醫療服務，確保員工能正確理解和執行所下達的指令需有高度默契與規範。

　　過去幾年，除了看診，林安民在人事管理上付出不少努力和心思，亦找到認同診所理念和文化的優秀員工並栽培茁壯，診所的營運也逐漸穩健。 經歷組織團隊的困難和新冠肺炎疫情的考驗，林安民對於診所的未來充滿信心，他表示：「診所將持續致力於提供全方位、高品質的健康服務，同時不斷改進行政流程，確保團隊順暢協作。」他期待安民家醫能繼續以全面且以人為本的醫療服務來建立良好聲譽，使診所成為當地居民信賴的健康守護者。

圖｜林安民不遺餘力走進社區，與民眾分享健康知識，期盼實現「全民均健」的理想

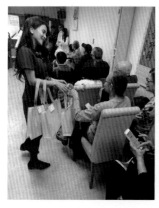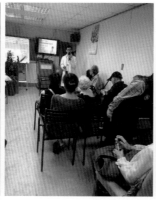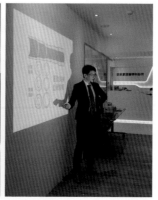

▟ 經營者語錄

企業成長之功勞全體皆有份，一路經歷的軌跡要讓大家
記住。除了提升整體員工凝聚力，經營者或員工個人特
色也不會與之競爭，而是相互提攜，一同成長。

▟ 品牌核心價值

安民家醫致力於讓人學習如何維持、提升自己的健康狀
態，不只是預防醫學，更是健康促進。我們從臨床經驗
中發現，要有好的個人健康管理，需要團隊的力量來傳
遞知識與技巧，以及可利用的健康資源，這就是安民家
醫的核心價值。

安 民 家 庭 醫 學 科 診 所

診所地址
台北市大安路一段 65 號 2 樓之 1

聯絡電話
02-2721-8556

Facebook
安民家醫

官方網站
am-clinic.com

醫療服務
急慢性疾病、物理治療、體重管理、自費疫苗
成人健檢、戒菸治療、運動健檢、心理諮商

群欣

外科診所

台灣一站式
疝氣權威醫療機構

隨著時代的推移，我們見證了越來越多醫療科別脫離傳統醫院，迎向獨立發展的趨勢，此現象不僅是醫療專業日益精進的體現，更是社會對高度專業化、多元照護需求的呼求，而備受關注的疝氣便是其中之一。走入現代人的生活，多少會聽過「疝氣」這樣的疾患，作為一種常見於人體的疾病，尋求專門醫療機構進行治療，避免引發嚴重的併發症至關重要。位於交通便捷、市井繁榮的高雄，群欣外科診所匯集經驗豐富的醫療團隊，憑藉全台領先的技術，提供最專業的一站式疝氣醫療處置，採用最安全的局部麻醉方式和自體無張力修補術，為患者提供最安心的治療方案，促進其快速恢復日常活動且傷口癒合良好，實為日子繁忙的現代人之一大福祉。

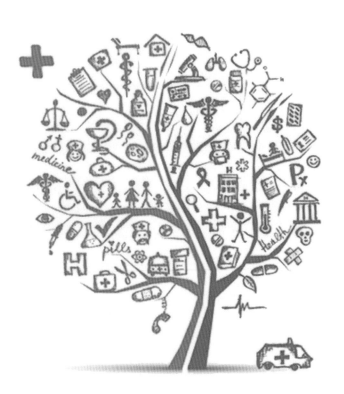

遠赴加拿大進修尖端技術，
開拓全台疝氣手術新境界

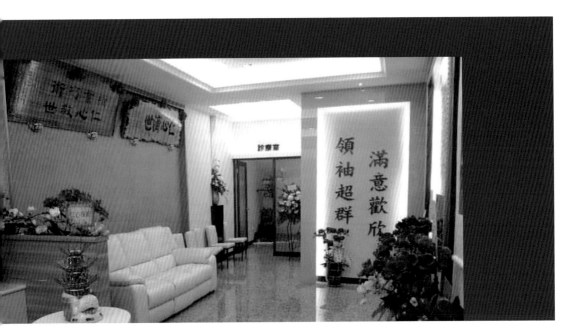

圖｜群欣外科診所擁有舒適的環境，致力於提供最專業的治療，讓患者重拾健康，恢復舒適生活

　　這是一個攸關全體國人身體健康的遠大理想，在這崇高的使命中，有一群優秀的醫師團隊心懷嚮往，夢想構築一個遍及全台，專業而全面的治療據點網絡；不僅是為了當下，更是為了未來，為了往後的日子裡居住在這片土地上的後代子孫，共同追求和實踐醫療理想因而成為這群醫師們當前的目標。

　　身為該理想的引領者，邱昱瑞醫師於西元 2004 年畢業自高雄醫學大學醫學系，初入社會的時光，他謹記身穿白袍的職責，堅守在醫師的崗位上，並且長期服務於高雄醫學大學附設中和紀念醫院；懷有理想的他，於 2012 年受派至加拿大安大略省多倫多市的修代斯醫學中心（Shouldice Hospital），進修當前全球最頂尖的疝氣手術相關知識及技術。邱醫師提及：「修代斯醫學中心為加拿大專治疝氣規模最大的醫學中心，全國有十分之一的疝氣手術在此進行，每年大約可達七千例，而我前往加拿大修習的那年，醫學中心正好滿六十週年紀念，由此可見他們在這方面的技術已經非常成熟和完善。」

　　談到加拿大的疝氣手術與台灣傳統的手術方式有何不同，邱醫師解釋，過去的疝氣手術採半身、全身麻醉，術後須平躺六至八小時，不僅恢復期較長，安全性也較低；反之，由於西方人體質因素，若術後長期臥床，則容易發生靜脈栓塞，嚴重時可危及生命，因此發展出局部麻醉，術後一小時即可下床活動，復原快速且傷口癒合佳，安全性較高的疝氣手術。

　　遠赴加拿大進修全球尖端的疝氣手術，學成後邱醫師歸國與台灣醫學界分享及交流這項技術，並於西元 2014 年創立群欣外科診所，成為一站式醫療服務的先鋒，提供台灣民眾高度專業化的醫療照護。十年來，群欣外科診所在其醫療團隊共同的努力之下，成為台灣治療疝氣的權威性醫療機構。

百萬人患有之無聲隱疾，
致力衛教盼提升就醫自覺

　　關於疝氣，即便不熟悉醫學知識的人也對此略有耳聞，可見其在國人體內突發的普遍性，特別是在台灣男性族群中，疝氣成為一個相當常見的健康議題。根據統計，男性一生中罹患疝氣的機率高達 10%，這意味著在全國 2300 萬人口中，若男性佔 1000 萬人，受疝氣影響者則約有 100 萬人；這個數字讓我們更深刻地了解到，相較於其他病症，疝氣在台灣更為貼近我們的日常生活。

　　「疝氣，一種人體構造的異常，簡言之，是腸子位移至腹壁上以及腹溝下方，相較於癌症等其他疾病，疝氣屬於一種相當普遍的良性疾病，只需藉由專業的治療即可將病症解決，完成治療後亦無需後續的照顧。一般而言，從幼兒到成人階段都可能發生疝氣，幼兒通常能夠逐漸康復，但成人僅有極少數能夠暫時自癒，九成患者都需要進行手術。若延遲就醫，可能將產生『嵌頓性腹股溝疝氣』，致使腸子面臨壞死，引發穿孔性腹膜炎，甚至危及生命。」邱醫師深入說明。

　　疝氣雖非重病，但嚴重時可能危及性命，因此，在群欣外科診所的十年歷程中，邱醫師透過舉辦講座和網路分享積極地提供相關衛教知識，鼓勵社會大眾對個人身體進行自我覺察，並及早到診所就醫，由專業醫師做出最精確的診斷，接受最先進的手術治療。

　　由於採用最新的手術方法，近年來越來越多的年長患者接受疝氣手術的意願大幅提升，這為群欣外科診所的醫療團隊累積出豐富的治療經驗。邱醫師進一步談到，「我們期待患者能夠理解疝氣手術的優勢，不再猶豫，並且早日解決身體的問題。這也是我們積極與其他醫院醫師協作、教學和交流的原因之一。」

　　作為台灣疝氣專家，邱醫師以其豐富的臨床經驗和卓越的專業知識，推動公眾健康教育，促進早期的發現和治療，引領全台外科醫師共同提升疝氣手術的技術及品質，不僅為台灣的疝氣治療貢獻良多，同時也為整體病患帶來了更好的治療選擇和生活品質。

群欣外科診所
Admiration Hernia Center
台 灣 疝 氣 權 威

首 頁	疝氣專家	醫療旅遊	診療時間	常見問題	聯絡我們

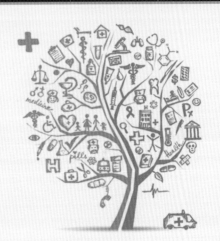

台灣疝氣專家，專業疝氣醫療機構

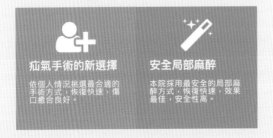

疝氣手術的新選擇
依個人情況挑選最合適的手術方式，恢復快速，傷口癒合良好。

安全局部麻醉
本院採用最安全的局部麻醉方式，恢復快速，效果最佳，安全性高。

預 約 諮 詢 專 線
07-3590201

領袖
採取安全的局部麻醉手術方式，自體組織無張力修補術，大幅提高手術安全，讓患者最快速恢復日常活動。

滿意
選用最合適，最佳的手術方式，恢迅速，傷口癒合良好。

群欣三大優勢：
局部麻醉、一日康復、傷口癒合佳

群欣外科診所座落於高雄市左營區高鐵路上，得天獨厚的地理位置不僅交通便捷，生活機能也十分完善，更憑藉著尖端的手術技術，吸引著來自全台北中南地區的患者不遠千里前來就醫；尤其在疫情過後，患者更是期望能夠免去前往大醫院的風險，轉而享受在診所中更加安心的環境，因此群欣外科診所成為多數疝氣患者的治療首選。

其中，邱醫師特別強調，他自加拿大修斯代醫學中心帶回的手術技術之三大優勢。「相對於傳統手術的半身、全身麻醉，群欣使用的是局部麻醉，進行僅有三公分傷口的微創手術，大幅降低手術的風險；此外，傳統手術後通常需要住院三天，而我們的患者在手術後一小時即可恢復日常活動，不僅復原速度快，傷口癒合效果也非常良好。」邱醫師表示。根據醫學教科書揭露的一項統計數字，其表示疝氣手術後復發率約在 15% 至 30% 之間，然而，群欣外科診所運用當前最成熟的手術技術，成功地將復發率大幅減低至僅剩 2% 左右。

群欣外科診所的一站式醫療模式，不僅提升了治療效率，也最大程度地充分運用醫療資源，每位醫師平均每天可進行五例手術，並專注於診斷和治療工作，如此全方位、貼心的治療體驗，幫助患者在快速重返正常生活之餘，也深感對群欣在治療方面的滿意和信任。

圖｜群欣的手術傷口細緻，僅約三公分。使用一次性拋棄式手術單，保障手術安全衛生

跨足國界的醫療之旅，
為國際患者打開健康大門

　　基於台灣密集的醫療資源、優異的醫療品質以及實惠的治療預算，台灣醫療在國際上享有卓越的聲譽，作為亞洲的醫療據點，群欣外科診所除了服務台灣北中南各地的患者，其整合最前瞻醫療技術的優勢，更是吸引了許多來自東南亞國家的疝氣患者前來就醫。

　　「東南亞國家如印尼、越南和菲律賓等地，患者欲在當地接受手術治療，費用通常是台灣起碼五倍以上，即使考慮到飛行和住宿費用，前來台灣接受手術對他們來說仍然相當划算。」邱醫師分享，他深諳患者的需求不僅停留在醫療治療上，其整體福祉同樣需要被妥善照顧；因此，群欣外科診所特別與異業結合，與當地旅遊業者、飯店和購物商家建立緊密的合作關係，期盼此一結合不只能為患者提供更多元的選擇，也為他們打造了一個更為豐富多彩的醫療旅遊體驗。

　　當患者不再只是為治療遠道而來，在醫療旅遊的安排之下，感受高雄當地的風土人情，品味台灣特色美食，欣賞當地文化和景點，患者除了獲得更多美好的回憶之外，也深刻地洗滌了一次身心。

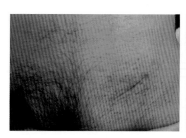
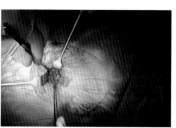

十年教學與合作——
目標全台廣設一站式服務據點

在群欣外科診所歷經十年的扎實發展中，邱醫師領著一支臨床經驗豐富的團隊，已成功累積一萬例手術，展現了卓越的醫療實力，他不僅在臨床工作中傳承專業，更積極與其他醫院合作，將最新技術教導給其他醫師，致力提升對患者的治療效率。展望未來，邱醫師充滿信心地表示，「診所積極推動全國據點的設立，以台灣資源密集的優勢，為更多患者提供便捷的服務，使患者能夠就近接受治療，目前已經接觸八個縣市，預計在 2025 年前完成全國據點的建立。」

邱醫師的成功背後，乃因早在十年前邱醫師即對患者的需求抱有敏銳的洞察，他發掘患者真正的需求，隨即提出一站式醫療服務的理念，希望簡單的手術項目可以在單純且優質的環境中完成。「在加拿大修代斯醫學中心，我們十位醫師加起來一年可進行七千例手術，也就是每位醫師每年可達到七百例，當時我才深深地體會到，台灣的外科醫師由於執行太多手術項目而無法專精，一站式醫療有其必要，且必須更廣泛地推廣出去。」

邱醫師強調，台灣的網路資訊科技發展迅速，是廣設一站式服務據點的最佳時機，群欣外科診所不僅已經完善了整體運行和商業模式，還願意協助新進醫師，快速複製與應用十年的教學合作經驗、服務模式以及先進的手術設備，期望新一輩的醫師能夠在全台各地服務更多的患者，成為引領台灣一站式醫療蓬勃發展的夢想家。

一個攸關全體國人身體健康的遠大理念正在萌芽，這群醫師們將以扎實的專業和奉獻的熱忱，努力為患者提供最優質的醫療服務，他們的努力不僅是為了當下的病患，更是為了打造一個充滿健康與希望的未來社會。在這共同的信念下，群欣外科診所帶領他們堅定地迎向前方，為台灣的醫療事業注入無窮的活力與希望。

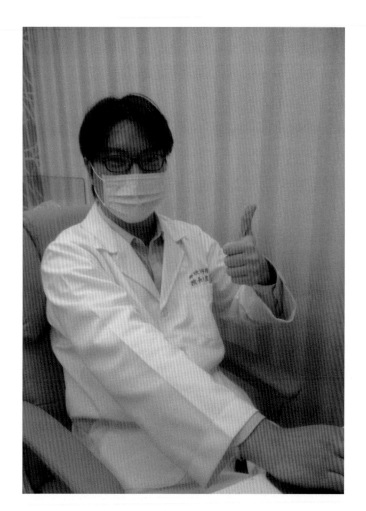

圖｜台灣疝氣專家邱昱瑞醫師，帶領台灣外科醫師，為患者提供卓越
的醫療服務

✚ 經營者語錄

運用快而有效的模式，

達成效果良好的一站式服務。

✚ 品牌核心價值

群欣外科診所匯集經驗豐富的醫療團隊，憑藉全台領先的技術，提供最專業的一站式疝氣醫療處置，採用最安全的局部麻醉方式和自體無張力修補術，為患者提供最安心的治療方案，促進其快速恢復日常活動且傷口癒合良好。

群 欣 外 科 診 所

診所地址
高雄市左營區高鐵路 392 號

聯絡電話
07-359-0201

Facebook
群欣外科診所

官方網站
https://www.herniatw.com

看見光亮

心理諮商所

引導穿越生命黑暗的
心靈陪伴者

在現代快節奏的生活中，每個人都面臨著各種挑戰和壓力，宛如漫步在一片陰暗的森林中，時而迷失在自己龐雜的思緒與情感裡；此時，專業的心理諮商，便如同一位迷霧中的指引者，透過溫暖而柔和地細心聆聽，在理解和共鳴的連結中，引導個案發現內在深處的美好與光明，進而使心中的陰霾散去，調繪出屬於自我最獨特的生命色彩。作為南台灣第一間以敘事治療為理念的心理諮商所，位在台南市北區的看見光亮心理諮商所，藉由理解個體的思緒及情感，以深厚的專業知識和敏銳的洞察力，幫助個案面對並撫慰其內心的傷疤，期盼成為每個人人生中的「貓頭鷹」，共同穿越生命的黑暗，一起從希望和幸福的視角中，看見光亮。

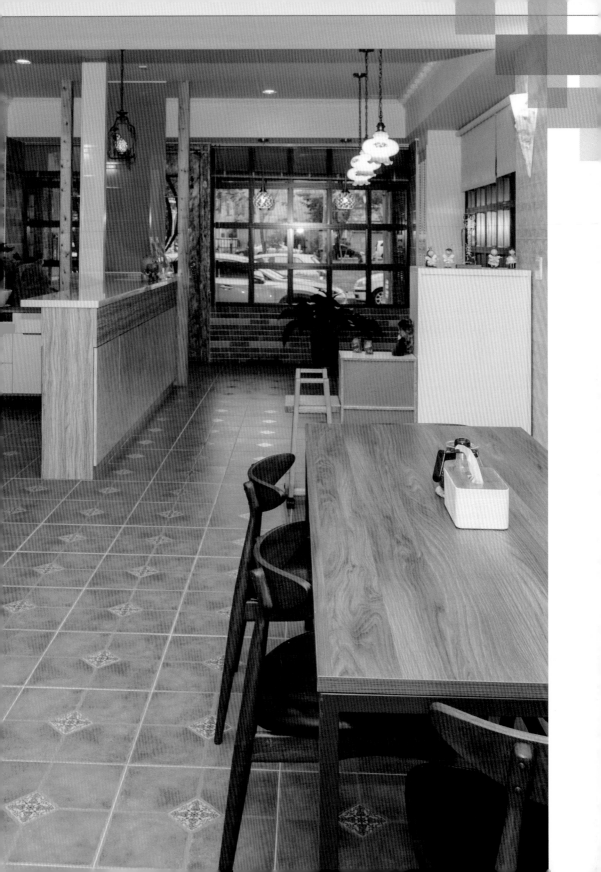

跨越三十載的輔導與諮商工作歷程

　　在時光的匆忙中，許多人嘗盡風雨、歷經曲折，三十年的歲月恍若一場夢。看見光亮心理諮商所所長林盈君，則運用三十年的寶貴時光，以自身的專業真摯地投入在其心之所向——助人，也因此在自己的人生旅途上留下了深刻的印記，每一個印記則悄然於時光中積聚力量，那是受經驗洗禮及淬練過後的結晶，更是一份充滿了愛與夢想的堅定承諾。

　　「我大學時主修青少年兒童福利系，畢業後最早任職於台北市少年輔導委員會萬華少輔組，擔任青少年偏差行為輔導社工，後來在內湖少輔組擔任督導，同時也是當時台北縣三重的義務老師。」以助人為志業，林所長心懷夢想，思考起如何能夠更深入而有效地進行輔導工作，遂於西元 1996 年進入大專院校服務，在台中一所科技大學開啟長達十年的輔導老師生涯。

　　擁有堅韌的意志，勇於追尋自我理想，林所長更在擔任輔導老師期間申請留職停薪，前往高雄師範大學進修碩士學位，挑戰人生的新高峰，最終她成功考取諮商心理師證照，帶著更深厚的專業實力，回到原來的工作崗位上。在大專院校服務滿十年，2008 年林所長從台中歸返自己的家鄉台南，作為一名行動心理師，她透過與不

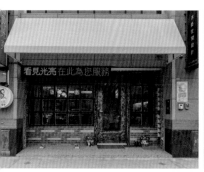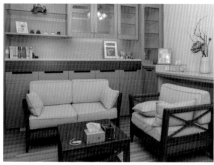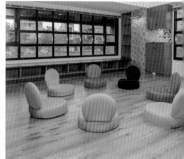

同機構合作接案，累積更多寶貴的諮商及助人經驗，最後於 2012 年在家人的鼓勵和支持下，創立看見光亮心理諮商所，從兒童到老年人以及特殊族群皆是看見光亮的服務對象。

　　談起一生的志業，林所長如此描述：「攻讀碩士時，我參加了一個為期兩天的團體工作坊，因而接觸到敘事治療，也讓我對於這個治療學派感到非常驚訝，因為它竟然能夠如此貼近一個人的內心和生命，在更多好奇的引領下，我開始敘事治療的學習旅程，跟隨該學派的老師不斷學習至今。近年來，除了本身諮商心理師的身分，我也成為推廣敘事治療的講師，希望運用敘事治療的力量，帶領更多新進諮商心理師傾聽個案的生命故事，陪伴他們面對和解決問題。」

　　除了助人，站在講台上的林所長亦看見了獨特而勇敢的自己，她表示，在接受挑戰與勇於探索的過程中，自己看待世界的眼光越加彈性，這段充滿學習和交流的旅程，不僅滋養著她的內心，也豐富了她的成長與洞見。

圖｜看見光亮心理諮商所空間明亮整潔，散發著清新氛圍，讓人心情愉悅

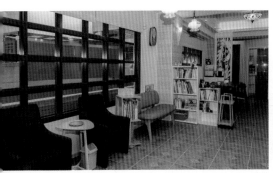
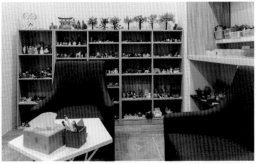

從心理師到經營者──
任何事物皆為經驗值的累積

在看見光亮心理諮商所走過的十一年歲月中，林所長從一位細緻入微的心理師轉變為堅毅的經營者，這象徵著她由心靈的微光旅程邁向挑戰艱鉅的企業舞台，她提到：「行動心理師相對自由，只需要做好諮商服務即可，但是成為一名經營管理者，思考的面向則會變得多元，例如：如何平衡收支？怎麼確保基礎盈利，讓合作的心理師也能獲得穩定收入；以及該如何培訓好行政人員，在應對各方邀約時展現得體，讓大家感受到我們的熱忱及溫度。」

儘管過去未有經營上的經驗，林所長憑藉嚴謹、周密而細心的思考，踏上創業的學習之路。她深信，欲精通任何事物，培養扎實能力，皆可透過實踐學習而來，因此她持續累積自己的經驗值，應對著每一個挑戰，猶如心理諮商中的探險者，探尋未知的領域，期許在創業的領域中更上一層樓。

舉例而言，為了擴展服務對象並提升諮商所的能見度，林所長和她的團隊在創所之初即開始學習運用社群平台，以粉絲專頁為媒介，透過不斷的互動建立起粉絲群體，使更多人有機會「看見光亮」。「每天我們都精心準備一個小短句，或者分享一篇帶有治療學派、後現代治療思維的文章，週六更有心理師的專文，深入講述人際關係、自我探索等議題。」

在這個心靈旅程中，林所長所展現的熱忱和溫度，如同那抹微光，引領著人們走向內心的深處，尋找到光亮的存在。或許，十一年的歲月只是一個開始，等待在看見光亮心理諮商所前方的，將會是個更遠大更廣闊的理想。

圖｜諮商所十週年慶時，來自「老朋友」們的祝福，帶著啟發與成長，共同走向更美好的明天

來自老朋友的祝福

謝謝看見光亮提供一個舒服的環境，讓人好好療癒自己

來自老朋友的祝福

一年前經歷低潮，也許是緣份吧？才與心理師談話，這一年間，有心理師的耐心、細心、暖心，讓我懂得，將原本凝視深淵的目光轉開，看見光亮。

來自老朋友的祝福

我是搭火車從別的縣市來台南諮商的，當時遇到了生命中很困難的事情。照片的這個地方是我緩一緩自己，準備進入諮商狀態的小天地，而看見光亮是陪伴我走過那段困難日子的堡壘。

來自老朋友的祝福

謝謝盈君送我的微光卡，我不但自用，還買來送人，也經常在課堂上使用。祝福你們繼續提供服務，繼續發光！！

來自老朋友的祝福

因為在黑暗裡的陪伴有意義，那些愛也有意義，帶著這些意義，走著走著，眼底就會熠熠發光。謝謝你們。

來自老朋友的祝福

我曾經是盈君的個案，與盈君談話過幾次，很謝謝盈君的溫暖與接納，她很擅長用敘事的關鍵提問，讓我有機會透過更多的敘說了解自己，也讓我恍然大悟，有更多能量重新回到生活中。

南台灣首間「敘事治療」心理諮商所

　　來到看見光亮心理諮商所，人們往往會為它溫馨而明亮的室內空間所吸引，柔和的日光透過玻璃窗灑在地板上，瀰漫出一片恬靜的氣息，牆面及地板採用大地暖色系，選用的桌椅皆是品質精良的知名品牌，牆上懸掛的各式藝術品，將空間點綴得更加豐富多彩，散發出室內空間溫暖的氛圍。林所長表示：「我們希望打造出像家一樣的空間，讓所有來到諮商所的人都能感受到溫度，很安心、很放鬆。」對來談的個案而言，這裡是家，是心靈的歸屬，是每一天生活中的一抹明亮色彩。

　　其中，引人注目的是諮商所內聚集成群的可愛貓頭鷹擺飾。在許多文化裡，貓頭鷹有著智慧和吉祥的寓意，在此，作為看見光亮的心理師以及個案本身之象徵，它們的存在為所內帶來一股撫慰及鼓舞的力量。它們不僅是裝飾，更是一種無聲的溝通，以一雙智慧的眼神，透露出深刻的心靈寓意，彷彿在告訴每一位走進諮商所的人：「在這裡，你將獲得專業的引導，如同貓頭鷹在黑暗中擁有洞悉一切的能力般。」

　　有趣的是，這些可愛的貓頭鷹擺飾其來歷也充滿了愛與意義，林所長感性地說：「它們之中有研究所同學集資送我的禮物，也有朋友旅遊帶回，還有個案送來的心意。」原來，每一個貓頭鷹擺飾都是一段時光的見證，一段友誼的象徵，是大家對林所長的祝福和支持，承載著彼此間珍貴的故事。

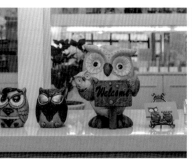 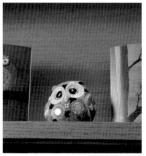 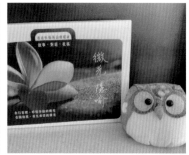

作為南台灣第一家以敘事治療為理念的心理諮商所，提供各類型的諮商服務和心理測驗，林所長說明，敘事治療即為在會談的過程中，把問題跟人本身分開，強調以故事敘說的方式，看見及覺察被個案自己所忽略的生命經驗，在此重新看見自己，找回因應問題的能力，更確切地說——每個人都是解決自身問題的專家，而諮商心理師則是聆聽和對話的專家。「問題是被建構出來的，要回到人身上去尋找答案。」

看見光亮心理諮商所成立的十一年來，服務過眾多的個案，對林所長而言，這份工作並非只是一種單向的協助，每一位諮商心理師所得到的回饋與成長亦是令人難忘的。「曾有一名個案他長期從外縣市來諮商，每個月來兩次，一段時間後我開始自我質疑，這些諮商的時光對他來說真的有幫助嗎？他則告訴我，平常沒有人可以有耐心地聽他訴說這些，在我們這裡他能夠好好地訴說，把自己的情緒發洩出來，也會思考我們給予的提問，時常會對自己原先的處境產生全新的理解。許多個案都有類似的回饋，他們在這裡總是能被接納和理解，開始明白自己想要活出什麼樣子，對生命開始產生正向的渴望。」林所長分享。

圖左｜貓頭鷹擺飾不僅是裝飾，更蘊含深意，寓意、智慧與祝福
圖右｜歷時兩年，首套以敘事治療的哲學觀創作之圖文媒材卡片「微光·隱喻卡」

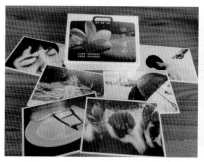
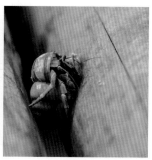

力量
即使受困，仍舊聽見掙扎裡的渴望，仍舊想辦法撐著；力量，就在！

員工協助方案：願成為企業和員工的職場「貓頭鷹」

在現代職場，員工的心理健康日益成為企業關注的焦點，如同精心照顧花朵般，呵護員工的心靈健康乃是建構一個繁榮企業文化的根基；作為企業大家庭中重要的一份子，員工在面臨人際關係議題時，若能得到即時的幫助和關愛，其工作效能和團隊凝聚力自然有所提升。因此，建構出一個心理健康的保護網，透過心理健康教育和諮商服務，讓員工更深入地了解自己，進而處理工作和生活中的挑戰，並在逆境中保持心靈的平衡，已是今日許多企業決心努力的方向。

這種心靈的投資，是企業永續發展的智慧之舉，隨著時代的演變，目前有越來越多的企業將心理諮商納為公司福利，對此，自 2017 年開始，看見光亮心理諮商所亦推出「員工協助方案」，為企業員工舉辦心理衛生講座，提供相關的心理諮商服務，期盼成為大家生活中，那隻得以在黑暗中看見希望之光的「貓頭鷹」。「推出員工協助方案後，我們每一季都前往南部科學園區，以人際議題、情緒調適、壓力調適為主題，免費發放心理衛生宣導海報給各廠商單位，透過這樣的拓展，我們慢慢地將該領域的口碑建立起來，直到今天合作過的企業依然熱心為我們做推薦！」林所長分享道。

圖｜看見光亮心理諮商所專業的諮商心理師，以溫暖心靈之手，幫助個案探索內在，走向心理健康與幸福，由左至右分別為：李昭儀心理師、陳宜君心理師、黃葦蓁心理師、黃敬傑心理師、簡佳慧心理師、黃智卿心理師

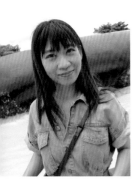 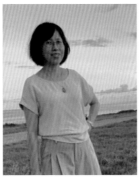 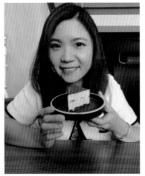 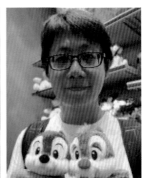

心理師談創業：以助人之心，築起夢想之家

　　談到創業，林所長認為，創業其實跟人生旅程還有諮商過程頗為相像：問題和困難勢必會一直存在，然而，也因為遇見它們，我們才有機會觸及各種掙扎、痛苦與不知所措，同時想辦法面對、尋求資源及協助，然後度過它；種種挑戰的經驗，都能幫助我們學習並理解困難本身的意義。林所長有感而發：「創業是一件不容易的事，沒人知道如何創業，會遇到什麼樣的困難跟問題，也不能預知接下來將會發生什麼事，既然無法預期，積極面對就是了！」

　　看見光亮心理諮商所不僅是林所長創業的結晶，也是她以助人之心，所築起的夢想之家，這裡充盈著她的夢想，也帶領著每一位服務對象勇敢尋夢。

　　放眼未來，林盈君所長除了期盼持續在實體及線上推廣敘事治療的理念，也積極地培訓督導新進心理師，促進品牌的延續，讓更多需要協助和服務的對象，在黑暗中看見生命之光。

圖右｜匯聚專業智慧，林盈君所長啟迪他人的生命旅程，為心靈的暗夜帶來嶄新與光亮

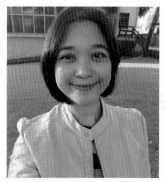
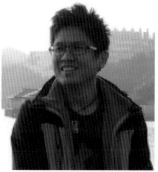
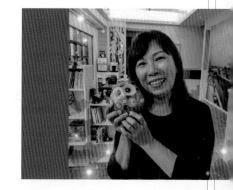

✚ 經營者語錄

在相同裡，創造屬於自己不同於他人的獨特，
猶如花若盛開，蝴蝶自來！
生命如此，創業亦是如此。

✚ 品牌核心價值

希望營造一個像家的氛圍的心理諮商所，讓有需要的人們來到
這個空間時，從一杯熱茶、一張舒適的座椅，到心理師有溫度
的對話，都讓來談者在生命困頓之際，感受到被好好款待，敘
說生命故事之際，重新獲得往前行的力量！

看 見 光 亮 心 理 諮 商 所

診所地址

台南市北區海安路三段 985 巷 27 弄 13 號

聯絡電話

06-358-4327 / 0975-637-856

Facebook

看見光亮心理諮商所

官方網站

https://www.hopelight.com.tw/

萊德美學

牙醫診所

專業數位化、
舒適高規格的牙科診療之選

在每個人深層的腦海中，都有一段令人印象深刻，關於看牙醫的成長記憶，其中，面對治療的未知和擔憂，成為許多人對看牙醫感到恐懼的根源；幸運的是，隨著時代和科技的進步，牙科醫師的技術和牙醫診所的設備相比過去有了顯著的飛躍，能夠幫助病患在療程中盡可能減輕疼痛及保持平靜。位在林口三井 Outlet 旁的萊德美學牙醫診所，以完整的數位化牙科療程與高規格設備著稱，致力於提供優質的牙科治療和親切的醫病關懷，而其採用單一獨立式診間之設計，可最大程度確保病患的治療遠離外界干擾，讓所有來診病患皆能在信任與放鬆的氛圍中，安心接受牙齒健康的照護。

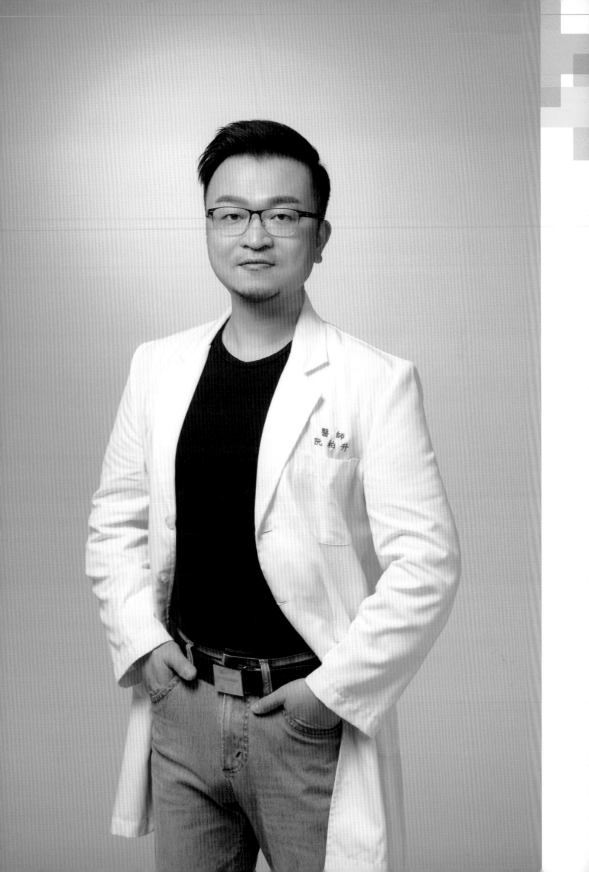

自人生百態中昇華：一位牙科醫師的追尋之旅

對於來往熱鬧而嘈雜市場中的叔叔阿姨們來說，他是那個懂事、貼心且努力上進的孩子，看著父母為了讓全家溫飽，頂著長時間的工時辛勤地在熙熙攘攘的市場裡耕耘，當年仍是學生的他便跟隨著父母在市場中做生意，分擔家裡長輩們的負擔，而在市場工作結束之後，他沒有像其他孩子一樣四處玩耍遊蕩；相反地，在低垂的夜燈下，是他勤奮念書的身影，因為課本的紙頁上跳動著他助人的夢想。

這是萊德美學牙醫診所阮柏升院長特別的成長經歷與回憶，細數著過往的一切：父母為生計奮鬥的畫面，個人體會到人生的百態，他想分享的是如何懷抱著這份價值與堅毅，走入牙科領域，以及從牙科醫師成為診所院長這一路走來的蛻變故事，還有他最關切的，自己能夠給予病患的幫助及價值。

「一直到我成為一位牙醫師，那段在市場幫忙的場景仍歷歷在目，成為我生命中的重要養分。當年，我在親切的叔叔阿姨們身上看到人生百態，學習到許多寶貴的經驗，或許是市場裡面積累的溫暖回憶，我對許多基層出身的老闆、台商還有叔叔阿姨們，總有一種奇妙的親切感，他們對牙科的專業知識或許不了解，但他們信任且安心託付給我，讓我可以幫助他們找回健康。我才知道，這樣的信任，是我最寶貴的資產。」阮院長真切地分享。

自中國醫藥大學牙醫學系畢業後，阮院長和許多同儕一樣到牙醫診所工作，在診所擔任牙科醫師實際接觸病患的過程中，他發覺自己渴望更高深的牙科知識與技術，遂前往國外進一步進修牙周和植牙技術，回國後鑽研各種數位牙科治療、水雷射、微創植牙、一日假牙及植牙，這一系列的學習和培訓為他的專業知識和技術奠定了堅實的基礎。阮院長深感在一般診所的工作無法實現自己理想中的牙科面貌，於是憑藉著自身深厚的專業知識技術及無畏不懈的勇氣，踏出了創業的第一步，開設一家屬於自己夢想中的診所。如今，萊德美學牙醫診所在阮院長的帶領之下，已建立起一支專業化牙醫團隊，並且以完整的數位化治療與高規格的設備，在林口地區成為走在前端的指標性數位牙醫診所。

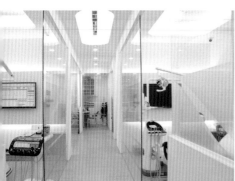

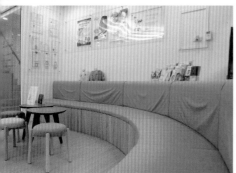

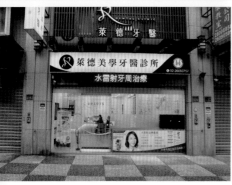

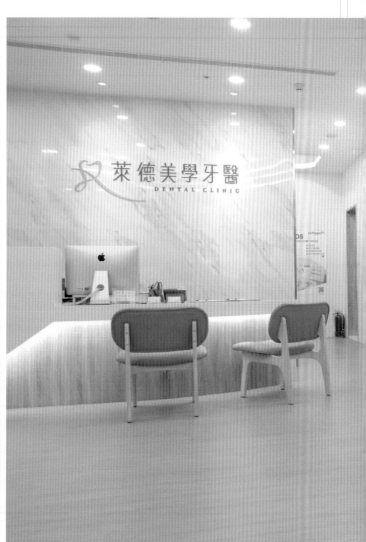

圖｜萊德美學牙醫診所環境溫馨明亮，以專業呵護患者的牙齒健康，幫助其展現自信燦爛的笑容

行走前端的使命——數位化、低疼痛、高效率

　　身為一位牙科醫師，阮院長深刻理解病患在看牙醫時所感受的焦慮和害怕，這種情感根植於因治療流程的陌生感而產生未知的恐懼之外，還有對治療過程可能引發的疼痛感到畏懼。阮院長帶著同理心表示：「大部分的病人都不太喜歡看牙齒，甚至會緊張害怕，所以我自己開業之後，便以減少病人的緊張和不安為出發點進行看診及治療，我能體會病患打麻藥的緊張與不適，所以我會全程使用低疼痛麻醉機。」在植牙療程方面，阮院長花費很多時間研究如何用數位植牙的方式達到微創手術，並引進數位化、高科技的尖端治療設備，例如：水雷射設備、高階動態導航植牙機，使病患在大幅減少痛感、縮小手術傷口的情況下安心接受治療，縮短療期和恢復期讓看牙醫更有效率，大眾也不再怕麻煩、不再抗拒。

　　作為林口地區引進完整數位化療程的指標型牙醫診所，萊德美學牙醫診所提供一日美齒療程，病患口掃印模，診所當天完成製作全瓷冠、3D 齒雕、貼片，只需幾個小時，病患就可以當日裝上完成療程。此外，針對特別緊張的病人，診所亦提供舒眠療程，在牙醫師與麻醉醫師的合作之下，透過舒眠麻醉讓患者進入淺眠狀態，並於該狀態下完成植牙、牙周病處理、牙齒美容等牙科療程，解除患者對牙科治療過程的不安。

　　如此貼心的理念與周全的設備，反映出阮院長對病患深切的關懷與用心，即使團隊、技師與數位設備一站式的服務所費不貲，他仍堅守著要給予病患最優質的牙科治療這項理念，為其照護牙齒健康，使病患有再次展露美麗笑容的可能，因為那正是當初懷著勇氣踏出創立診所的第一步時，他所追尋的獨特理想。

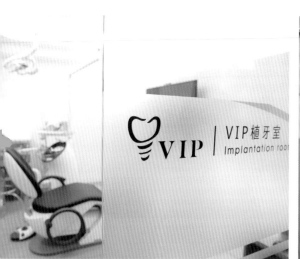
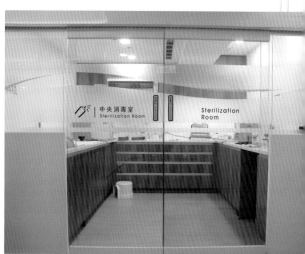
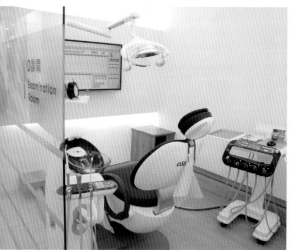
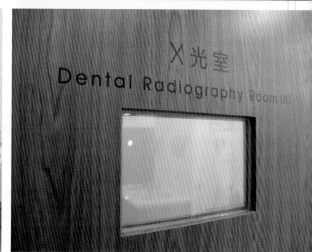

圖｜專業、數位化、舒適、高規格的診療空間，萊德美學牙醫診所致力於提供頂級的口腔護理體驗

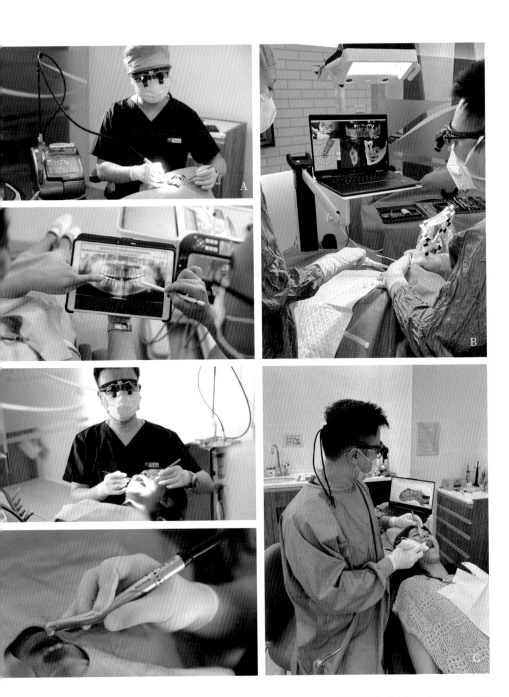

圖｜引入先進的數位化設備，高昂的設備投資，期盼以最精準的專業判斷，給予患者卓越的醫療服務。圖 A 為水雷射植牙，圖 B 為動態導航植牙，圖 C 為口腔掃描取代以往不舒適的傳統印模

讓恐懼成為過去，微笑從此不再受限

　　現代人的日常生活繁忙、節奏快速，萊德美學牙醫診所明白時間的寶貴，因此，特別以數位化、低疼痛與高效率三大重心，致力於提供符合現代人生活步調的牙科服務，幫助人們解決牙齒問題，重拾牙齒健康和自信笑容。在萊德牙醫團隊專業而精湛的技術照護之下，病患可在此體驗卓越的牙科治療，其中最受病患矚目和青睞的分別是：數位植牙、水雷射和一日假牙等診療項目。

　　在現代社會中，我們沐浴在各種精緻美食的味蕾之中，然而，享受美味除了可能帶來肥胖問題之外，還可能對口腔健康造成損害，出現蛀牙跟牙周病等口腔問題；缺乏良好的口腔衛生習慣和不定期的牙齒清潔，可能會在隨著年齡增長的過程中導致缺牙問題，而對於大多數人來說，植牙通常被視為解決缺牙困擾的最佳選擇。

　　在萊德牙醫植牙具有獨有的優勢，透過 3D 電腦斷層掃描與口腔掃描，醫師可取得齒槽骨及神經位置的 3D 影像，並透過 3D 列印技術製作手術導板，或是使用動態導航植牙技術，手術時能精準下刀，無須大範圍翻開牙肉，縮短植牙時間。水雷射微創植牙亦是診所的主要項目，由於水雷射本身有殺菌及活化細胞的功能，可降低感染率、大幅提高植牙成功率，且傷口小、過程幾乎不會出血，是害怕疼痛患者的絕佳選擇。綜觀來看，萊德牙醫以豐富的臨床植牙經驗，與先進的數位化設備，給予病患最專業、貼心和安全的植牙照護，深獲病患的信任與推薦。

　　為了讓人們可以快速擁有美麗自信的微笑，阮院長分享了另一項特別的服務項目，叫作「一日假牙」。在過去，若想進行美齒療程以改善笑容，治療時程通常在半個月、需回診三次以上，但萊德美學牙醫診所提供的一日假牙服務，可現場數位研磨陶瓷美齒，病患在一天的時間內即可快速獲得一口美齒。

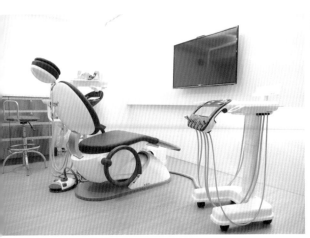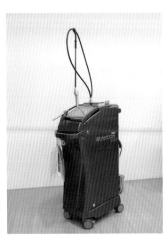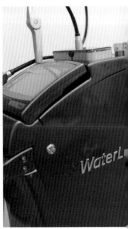

圖｜診所內另設有 VIP 植牙室，患者可放心在尊榮與舒適的環境中，享有高品質的植牙服務

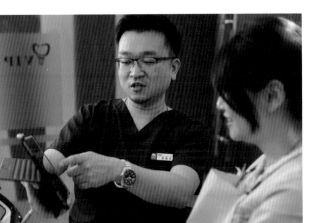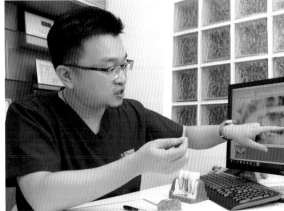

圖｜從看診到手術，阮柏升院長秉持注重細節、有效溝通、關心患者之理念

專注理念而堅韌，耐心耕耘而長存

回顧創業歷程，阮院長以理念為劍，磨礪自己的堅持，帶領著萊德牙醫成長茁壯，並且藉由創新找尋突破，成為行業的領先者。「開業後，工作量大幅增加，也許有很多前輩的經驗可以學習，但是這一切無法複製，最終勢必需以自己的理念打造診所。」每個診所都有其獨特的特質，每位患者都有其獨特的需求，而阮院長的理念，說來複雜其實簡明扼要，就是希望給予病患最優質的牙齒照護和最親切的健康關懷，因為從事醫療行業不僅僅是一份職業，更是一種責任，一個機會去改善和解決健康問題。

隨著時間前行，萊德牙醫在阮院長與團隊的耐心耕耘下，在林口區累積出優良的口碑，該地區的居民開始將萊德牙醫視為值得信賴的夥伴，也在互相推薦之下有越來越多人遠道而來，每一位患者都成為了這段故事中的一部分，而每一次微笑和滿意的眼神都是他們堅持的最好證明。

回頭問起成為一名牙科醫師並帶領著一支優秀團隊，為人生帶來最大的意義與價值在哪？阮院長堅定地分享他職業生涯中的使命和熱情：「這個職業最美好的地方，莫過於工作上，也同時將幫助他人融入其中。」也許，阮院長未曾談及，但萊德牙醫修復的不僅是病患的牙齒，也為現代社會築起一道以信任與關愛為基石的友善橋樑。

在這個充滿希望與可能性的未來，阮柏升院長的夢想正在飛翔，相信萊德美學牙醫診所將持續啟發著人們，以一道道健康、美麗、幸福的光輝，讓一個個微笑重新閃耀。

全方位解決口腔問題，

數位化客製病患的微笑。

■ 品 牌 核 心 價 值

萊德美學牙醫診所，以一站式的口腔診療服務、舒適的看診環
境與高規格的設備著稱，致力於提供優質的牙科治療；使用數
位化達到精準、安全、微創是萊德美學牙醫診所的經營理念。

萊 德 美 學 牙 醫 診 所

診所地址
新北市林口區文化二路一段 283 號

聯絡電話
0800-885-283

Facebook
林口萊德美學牙醫診所 - 水雷射植牙 / 一日全瓷假牙 / 矯正

官方網站
https://rdc.tw/

木子 診所

桃園青埔
第一間綜合型診所

在這瞬息萬變的現代社會中，社區診所擔當著不可或缺的重要任務，結合專業與信任，它成為了眾多居民的健康守護者——無論是一場輕微的感冒還是長期的慢性疾病，每一位病人都能在距離家不遠的社區診所中，尋求到貼心的關懷和即時的幫助。位於桃園青埔的木子診所，是當地首家綜合型診所，秉持以人為本的核心理念，積極參與醫療基層化的實踐，提供多元化的專業醫療服務，包括：醫療看診、抽血檢驗、超音波檢查和心電圖檢查等；此外，木子診所更以推動社區健康教育為己任，定期舉辦衛教知識和健康講座，幫助居民預防疾病，全面提升生活品質，促進其健康管理，進而達成照顧社區鄰里全家人的終極目標。

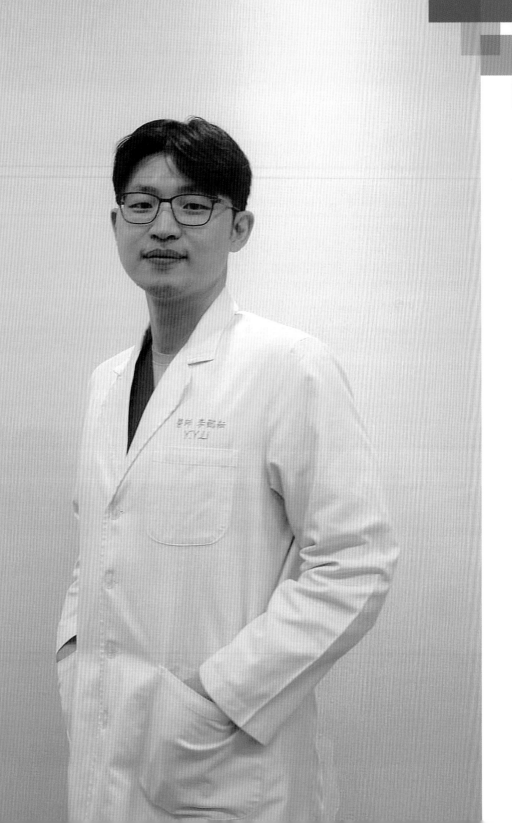

社區健康守望者，凝聚醫療與關懷的力量

　　開設於 2019 年，開業的第一年隨即遭遇新冠疫情無情的撲擊，木子診所創辦人李懿耘醫師對這些年來的際遇有感而發：「這一路走來，我們在今年邁入第五年，深根當地許久，這些年來和居民的互動至今依然令我印象深刻，他們是我們的好鄰居，大家就像朋友一樣。」

　　過去在林口長庚完成住院醫師的訓練，隨後擔任急診醫學科主治醫師，李醫師以主治醫師身分在林口長庚服務滿三年之後，毅然決然離開醫院體系，來到青埔這個從前素有「狗比人多、草比人高、只有 7-11 可以吃」之稱的地方創辦木子診所，並且在眾人抱持著悲觀的態度之際，決心以自己堅韌的信念勇敢走下去。「當時大家都覺得我們做不起來，甚至覺得開獸醫院治療流浪狗可能比較容易，所以當初整個木子團隊，包含我跟我的太太，都非常積極地投入診所的經營，只為了讓每個流程都流暢順利，減少病人等待時間的同時，獲得相對優良的醫療品質。」

圖｜匯聚專業醫療與親切關懷，木子診所為每位病人種下健康和希望

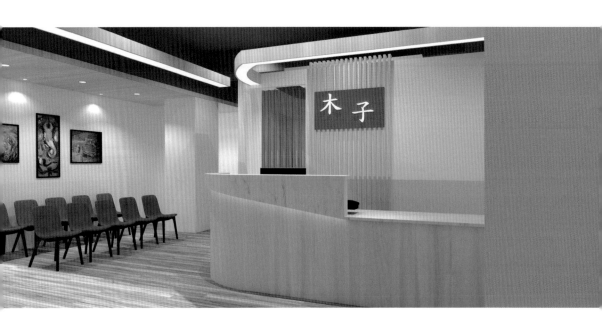

　　作為桃園青埔第一間綜合型診所，木子診所大幅顛覆了民眾原先對診所的想像，它彷彿是當地社區的一個集會所、社區關懷據點，甚至宛如一間里長辦公室，而這一切，其實與李醫師行醫及從業的信念息息相關。李醫師提到：「過去我還未進入醫界的時候，總認為診所就是我們小時候看病和拿藥的地方，但是在自己開始經營診所以後，會發現這不只是一間診所，因為透過與病人每一次的看診，我們可以關心病人和他們家人的近況，甚至病人家中的寵物動態都能給予關心，進而瞭解這個社區，乃至於整個青埔地區的大小事，這是過去我未曾想像過的事。」

　　以「人」為出發點，凝聚醫療專業與關懷之心的力量，木子診所在開業以後逐漸成為居民眼中的社區健康守望者，而講到醫療的目的，李醫師認為，大眾對醫療目的之理解一般而言相較狹隘，在他看來治療疾病只是醫療的一環，預防才能真正實現醫療的廣義目標；又如，所謂的健康不只是身體健康，整個身心靈都健康，才屬於健康。因此，李醫師特以治好疾病、照顧病人、完善生活、促進健康為其宗旨與信念，致力於全人照護的理想實踐。「不管是一個人或是全家人的全面照護，我相信木子已在這條漫長的路上達成基本的里程碑，接下來慢慢讓全家人擁有完善的身心靈健康，是我們往後要持續努力的目標。」

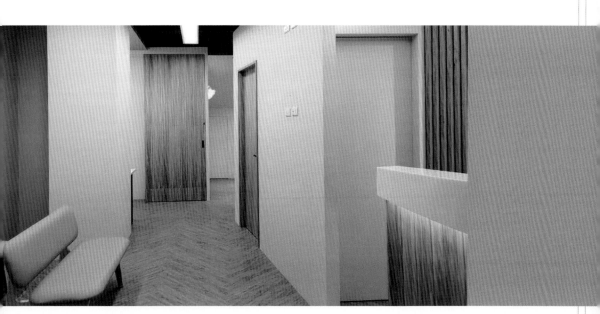

醫療基層化，宛如擁有便捷的「霍格華茲分類帽」

　　綜合型診所，意指以多元的診療項目，提供患者一站式的醫療服務，例如：醫療看診、健康檢查、抽血檢驗、超音波檢查（腹部／甲狀腺超音波）、心電圖檢查等，如有進一步的醫療需求，診所將以專業判斷病人需要轉診的醫院及科別，給予最合適的治療方案，增進醫療的品質。不僅方便了患者，也在醫療管理上帶來了更高的效益。

　　作為醫學中心訓練出來的醫生，幫大家找到對的科別，甚至篩選出其優先需要的科別，李醫師談到：「創立診所基本上是將醫療擴大到基層，讓大家不用舟車勞頓，無需進入到『醫院大迷宮』裡面，在心臟科、胸腔科、腫瘤科這些專科化的醫療系統中毫無頭緒。民眾並不具醫療專業，他們不太清楚知道自己應找尋哪個科別的醫生，所以綜合型診所，就類似『霍格華茲分類帽』，能夠為患者提供初步的檢查和診斷，並在需要時將他們引導至合適的專業科別和醫院去，確保患者能夠獲得最適切的治療方案。」

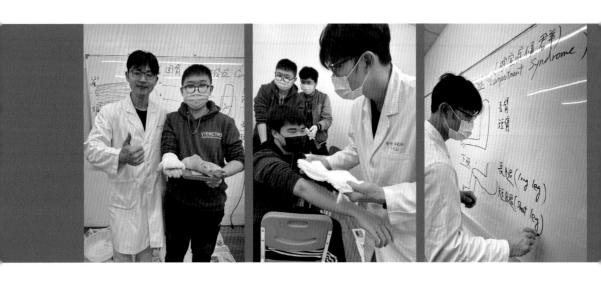

　　與其它醫院建構轉診合作，也就是「垂直轉診」，為綜合型診所相當普遍的一種醫療方式，讓病人能夠在最有效率、方便的就醫管道中，得到更完善、更優質的醫療服務。細談垂直轉診，李醫師表示，有垂直，便有水平，水平轉診是指由當地不同科別屬性的診所形成的衛生醫療群，例如：綜合一般科、家醫科、心臟內科、腸胃內科診所等，同屬同樣診所層級，即可以就現有的資源做平行轉診，達到跨科別的需求，而當病人需要後端的醫療照護資源時，則會以垂直轉診的方式，使其達到最好的醫療照顧。

圖｜李懿耘醫生受邀至教育現場，為國小老師進行營隊課程師訓，在國中職涯營隊課程中擔任講師，帶領孩子們認識成為醫生之路、受訓過程、醫療現場、以及石膏與縫合實作

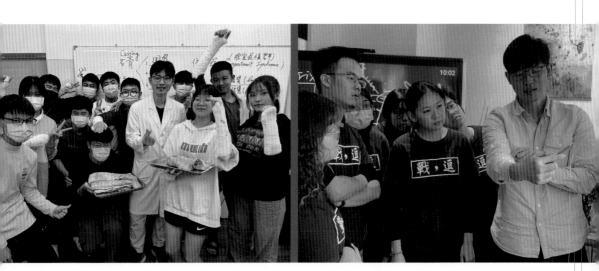

Covid-19 甘苦談：即使被誤解，也堅持信念做對的事情

　　自從當醫生以來，李懿耘醫師的人生充滿了契機和挑戰，回想創立診所的第一年，李醫師直言，那真是最具辛酸血淚的一年。由於新冠疫情 Covid-19 撲天蓋地而來，所有人聽見 Covid-19 無不聞風喪膽，不敢前往醫院和診所是當時民眾的普遍情形，因此，開業第一年診所便面臨擔心沒有病人上門的狀況。「那時候一個診次看不到十個病人，所以非常擔心診所的營運狀況，因為創立一間診所，不只是為病人看病，我們還必須負擔人員的開銷，也需要支撐家裡的生計。」李醫師訴說著。

　　然而，最令李醫師感到扎心的並非看診數量減少，而是大部分病人在 Covid-19 時期，對醫療人員抱有錯誤的認知，認為醫護人員接觸大量的患者，身上必定攜帶許多病毒，甚至有些民眾覺得木子診所是個令人厭惡的存在，一切皆令一心一意想救命、治療的醫護人員感到深深的無可奈何，李醫師坦言：「不僅民眾害怕Covid-19，所有醫護人員也都害怕，但是作為第一線的我們，在攝氏三十五度的大熱天，身穿防護衣、戴上 N95 口罩，直接面對這樣的生死恐懼是一種義務，唯有倚靠著自己的信念才能堅持下去。」

　　在此般信念之下，木子診所選擇承接重擔，成為了桃園當地的疫苗施打站之一，為當地居民提供一個更為便利的管道，如同「疫苗 7-11」的概念，走下樓就能施打疫苗。不過，施打疫苗有其優先順序，年長者、免疫缺乏者、慢性疾病者和第一線的醫療工作者擁有優先施打權；人有美好溫暖的一面，也一定有陰暗的一面，李醫師會有此感悟，一切皆源自於疫情期間他所遇見的搶疫苗亂象。

　　李醫師回憶：「為了搶先接種疫苗，當時遇到一些病人想方設法地賄賂，或者表示自己是身心障礙族群，家人的年紀很大等，利用這些藉口不擇手段，也聽說過買疫苗、買小黃卡，疫苗變成了一種買賣商品，讓身為第一線醫護的我們感覺健康的本質與價值已遭受嚴重踐踏。」對此，木子診所未曾因為各種利益的誘惑而妥協，相反地，他們選擇堅守崗位、堅持信念、堅持做對的事情，為真正需要的人守護疫苗。「感謝我的太太、診所醫療團隊的付出，當時我們碰到了許多貴人，大園區衛生所的護理長、逗點教室創辦人徐執行長、逗點教室團隊、彭俊豪議員，以及關心木子診所的社區民眾，也獲得了里長們的支持跟幫助，因為他們我們得以在陰暗的時刻，感受到人性光輝的溫暖，也慢慢地開始覺得一切付出都值得了！」

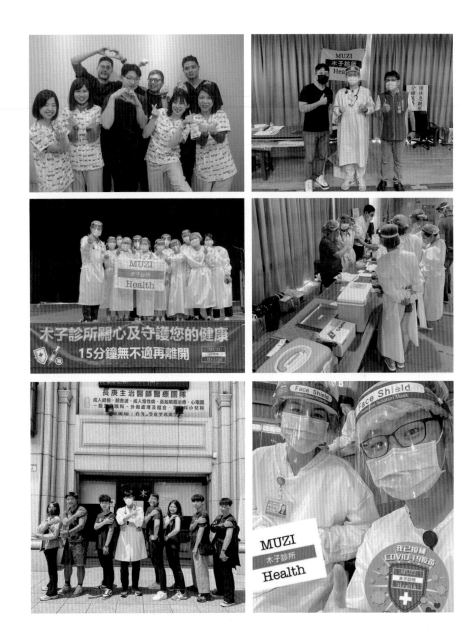

圖｜木子診所團隊，除了專業與資歷，亦懷抱著熱情和共同理念；作為「抗疫」第一線，醫護團隊勇往直前，守護著生命的安全與健康

展望未來：
願以健康促進及預防醫學，照顧居民身心健康

近年來，健康促進和預防醫學的意識逐漸興起，成為醫療領域中不可忽視的趨勢，此種轉變源自於人們對於健康開始擁有更深入的理解，民眾不僅可在疾病找上門之前開始學習保持身體健康的方法，它亦是一種全面而積極的生活態度，也提醒了我們，健康不只是醫生的事，更是每個人、每個家庭、每個社區的事。

展望未來，李醫師期盼木子診所能夠在健康促進方面有所專注，尤其是老人醫療、健康檢查和疾病前篩檢，李醫師解釋：「過去醫生都是在診間跟病人進行一對一的衛教，未來我們希望木子診所可以成為一個健康據點，為想要全面照顧自己的民眾開設健康講座，並且透過參與者將這些健康的觀念分享給他們身邊的家人朋友們，讓身心靈健康的想法不斷傳遞，慢慢地就能夠照顧到更多家庭，甚至整個社區。」

從醫學中心來到基層診所，李醫師曾一度懷疑先前耗費大量的時間和精力在醫療學習上是否正確，然而，經營診所數年後，他深刻地體會到簡單的地方其實很不簡單，能夠更加了解當地每個家庭，與病人及家屬產生直接的互動與回饋，並且在自己可以盡力和付出的事情上給予幫助，李醫師喜悅地說，這是開設木子診所以來感到最具收穫而有成就感的事。

如同木子二字，是大自然的恩賜，象徵著生命的生機和力量，木子診所將帶著樸實生機的願景，構築一個充滿愛和關懷的交流園地，陪伴所有大小朋友們一同成長茁壯。

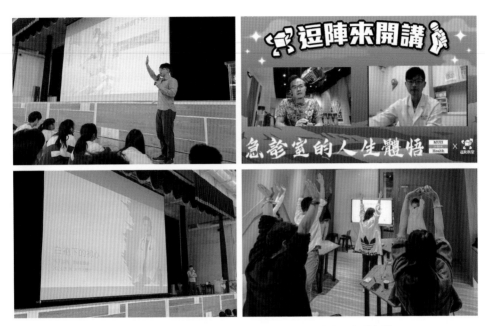

圖｜李懿耘醫師在網路直播和實體講座分享從業甘苦談，傳遞正確醫學及保健知識

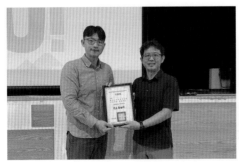
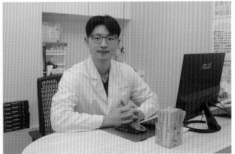

圖｜褪去林口長庚醫院的光環，李懿耘醫師以專業治療和無私奉獻獲得了社區民眾的認同

堅守崗位，堅持信念，堅持做對的事情。

以人為優先，以人為本，以人出發。

■ 品 牌 核 心 價 值

桃園青埔的木子診所，是當地首家綜合型診所，秉持以人為本的核心理念，積極參與醫療基層化的實踐，提供多元化的專業醫療服務，包括：醫療看診、抽血檢驗、超音波檢查和心電圖檢查等；此外，木子診所也以推動社區健康教育為己任，定期舉辦衛教知識和健康講座，幫助居民預防疾病，全面提升生活品質，促進其健康管理，進而達成照顧社區鄰里全家人的終極目標。

木 子 診 所

診所地址
桃園市大園區致遠一路 1 號

聯絡電話
03-287-5875

Facebook
木子診所

維新

診所

告別疼痛，
迎接高品質生活

「疼痛」是種主觀感受，若非當事人，有時無法同理他人正承擔難
以忍受的疼痛。除了急性疼痛，全球約有 15 億人飽受慢性疼痛之
苦，影響工作、日常生活品質，甚至夜不成眠。造成慢性疼痛的原
因相當多元，其中又以肌肉骨骼疼痛、神經痛、關節痛最為常見。
創立於 2014 年，位於台南市北區的「維新診所」提供精準且前衛
的神經肌骨復健醫學技術，具有豐富的復健、骨科、神經疾病臨床
經驗，「拒絕向疼痛妥協」是維新診所的一大重要理念，希望能幫
助每位患者無有疼痛，並大幅改善生活品質。

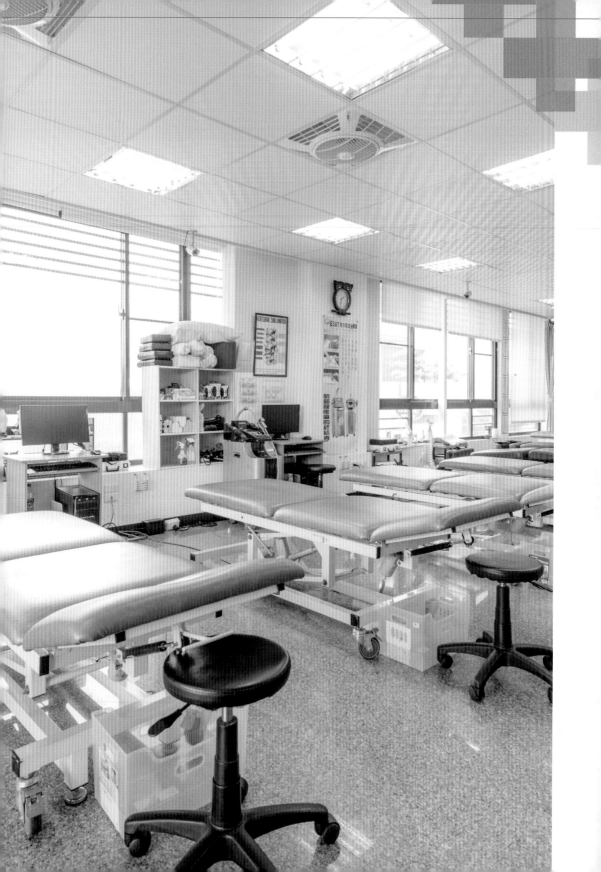

打破復健刻板印象，提供全方位治療方案

　　每個人在生命不同階段，或多或少都有因肌肉緊張或運動傷害而引發疼痛麻木、活動受限的經驗，從而求助於復健科。維新診所副院長林威廷表示，過去人們對復健科的刻板印象，只有「拉脖子」的頸椎牽引，或俗稱「拉腰」的腰椎牽引，但早在十年前維新診所就打破人們的既有印象。透過精確的 X 光片分析，能以精準手法調整脊椎微脫位，這種方法不僅能恢復脊椎的正確位置和神經功能，還能重塑脊椎的正常生理曲度。當脊椎恢復正位時，就能有效減輕對神經的壓迫，從而放鬆肌肉、解除疼痛，並促進肌肉與關節的自然伸展。

　　此外，儘管家長們都會提醒孩子「站有站相，坐有坐相，走路要抬頭挺胸」，但台灣學童罹患脊椎側彎的比率卻高達 10% 至 19%，且女性又較男性還高，是孩子成長時一大常見疾病。由於孩童正處於身體發展的關鍵時期，脊椎側彎不僅可能導致持續性背痛和姿勢異常，還可能影響內臟功能，進而導致生活品質下降。研究發現，脊椎側彎角度每增加 2 至 3 度，肺活量就會下降約 1%，因此，及早識別和治療脊椎側彎尤為重要。

　　維新診所特別關注孩童與青少年脊椎側彎的問題，提供專業且全面的治療方案，從而矯正脊椎側彎，並教導患者如何正確坐或站，讓孩子能養成正確運用身體的習慣。除了解決疼痛問題，診所同時相當重視體態平衡，尤其不少人都有骨盆歪斜的問題，例如骨盆不正、傾斜、旋轉或錯位，這些都容易導致脊椎偏離半脫位造成長短腳、骨盆痠痛、脊椎側彎、坐骨神經痛等。因此若發現自身體態不佳，透過維新診所的「體態平衡美學項目」及早介入糾正，就不易產生後續疼痛問題。

圖｜維新診所醫療設備現代化且齊全，是每位病患最佳的健康守護者

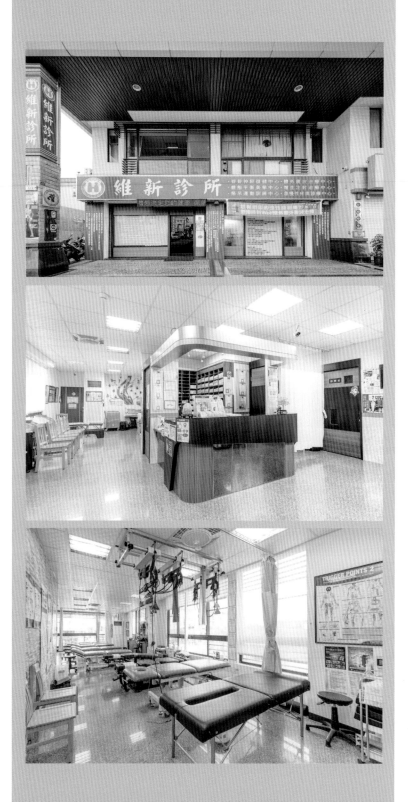

與時俱進，創新醫療科技建立口碑

經過十年的發展，維新診所已積累諸多正面評價，其成功的關鍵之一在於不斷追求復健醫療設備和技術的更新。林威廷回顧過去，提到當體外震波治療還不普及時，維新診所便已投資並採用這項技術，從而成為科技復健的先驅。這種無侵入性、免麻醉且不需打針吃藥或動刀的治療方法，近年來廣泛應用於治療各種骨關節和軟組織疾病，如肌腱炎、深層組織損傷、慢性沾黏及腕部隧道症候群等等，成為改善慢性沾黏及促進組織修復的有效手段。

震波能量通過中間介質傳遞至身體特定部位，能有效緩解疼痛和促進軟組織再生，達到放鬆肌肉、筋膜，打破沾黏組織功效，進而加快修復過程。林威廷表示，儘管過去自費醫療觀念尚未普及，診所仍堅信這是一個科技復健的時代，除了優質技術，還必須引入科技儀器，才能提供患者更好的醫療品質。

過去傳統醫病關係屬「醫師說了算」，而隨著網路發達，人人都有手機查閱健康及醫學最新資訊，患者對於醫療服務與設備也有更高的期待。他比喻，「身為醫者，我們也必須像科技產品，從 iPhone11 升級到 iPhone15，不斷更新升級，因此除了平時工作，也需要抽空不斷學習、吸納新知並提升設備。」這種精進不僅限於台灣，醫療團隊有時還需赴海外進修，以保持與全球醫療水準同步。除了技術之外，林威廷也相當仰賴最新的儀器設備來為患者提供更好的治療，台

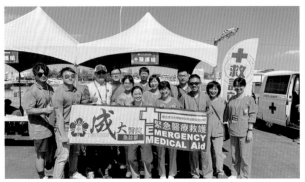
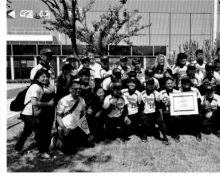

灣現在有許多代理商引進高端科技，維新診所正是其中的先行者，「我們引進來自歐美的先進醫療設備，這些都是提供最佳治療方案不可或缺的一環。」他說明。

　　傳統上，年齡被視為經驗和智慧的象徵，在醫療領域中這種觀念尤其明顯。許多病患也有著年齡迷思，認為年長的醫師由於有更長時間的臨床實踐，因此在診斷和治療疾病上更精準可靠；然而，這種觀點並不總是正確，尤其是在醫療快速發展的今天。林威廷認為過去開診所常常是資深醫師退休後的事業延續，但對新世代年輕醫師而言，出來開業往往希望能提供相較於醫院，更不一樣的醫療服務。最初年輕的醫療團隊往往會受到病人的質疑，如何消除疑慮並建立病患的信心，除了醫療專業外，更需要設備輔助，「年輕醫師最初缺乏口碑聲譽，若能積極引進新技術和高科技設備，讓病患獲得現代化且具專業性的醫療服務，從而更加放心。」

　　林威廷也觀察到隨著網路發展，人們更容易地獲得醫療資訊，進而提升他們對健康議題的認識，因此相較於過去，病患更願意為專業的自費醫療項目付費，以獲得更好的服務，這一趨勢的轉變對醫療創業者而言，既是挑戰也是機遇。醫療機構和專業人員需要適應這種變化，不斷提升服務質量並引進創新技術，以滿足民眾對高質量醫療服務的期待，同時也促使醫療系統更加多元化，為民眾提供廣泛的選擇。

圖｜除了擁有精湛的醫療專業，維新診所醫療團隊總以溫柔的態度對待每一位病患，讓患者在求診過程中備感安心

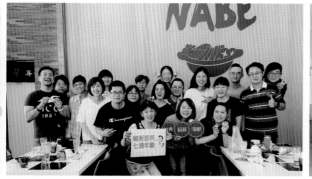
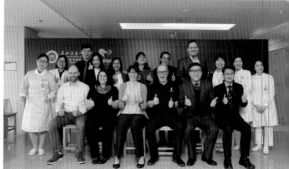

台南運動傷害治療權威，成功治療金牌選手

單單使用儀器或徒手物理治療往往效果有限，因此維新診所不僅提供被動式治療，也引進主動式治療，採用挪威起源的懸吊系統來檢測病患的弱連結，提出解決方案與訓練計畫，讓患者主動參與治療。透過核心肌群的訓練，解除代償不正常使用的肌群，徹底改善腰痠背痛或頸椎、腰椎壓迫問題，降低復發的機率。

林威廷分析，疼痛可分成急性期與慢性期，當處於急性期時會以減少疼痛為主要治療目的，但隨著治療進程推進，當疼痛到了慢性期時，就能以運動治療為主，強化並平衡整體的肌筋膜連結，恢復正常肌肉行為模式。維新診所有一對一專人指導使用懸吊系統，近年來也有不少上班族前來諮詢，期盼改善因久坐或姿勢不正確引起的肌肉骨骼問題。

台南是少棒運動發展的重要基地，每年世界盃少棒賽都選在此地舉辦，同時台南還擁有眾多慢速壘球隊，運動風氣盛行。很自然地，當運動選手受傷時，維新診所就成了他們求診的首選。林威廷指出，儘管行銷宣傳的方式有很多種，但最佳行銷宣傳手段始終是口碑，當運動選手或其家人朋友在診所獲得滿意治療後，自然會吸引更多新病患前來就診，特別是在運動領域相對封閉的圈子，教練與選手之間的推薦尤為重要。

目前在復健專科及運動界最熱門的增生治療與再生療法，就屬於 PRP 治療（自體血小板注射治療），運用血小板內所含有的豐富生長因子，有效刺激細胞的分化與生長，加速修復各種受傷部位的組織，如關節、肌腱、韌帶、肌肉、筋膜、神經等等，有效治療運動傷害。過去幾年來，診所成功治療不少金牌選手，為維新診所在運動傷害治療領域建立堅實的聲譽。

此外，針對有退化性關節炎的長者、以及因從事重複性運動或工作，導致長期肌腱炎的人，維新診所也有提供肌肉骨骼超音波導引的玻尿酸微創注射，玻尿酸能有效地潤滑關節並解開沾黏，從而迅速減輕疼痛。相比傳統治療方法，這種方式大幅縮短者的復健和治癒時間，並且能顯著提升關節滑液囊內的玻尿酸濃度及潤滑度，進一步促進關節的健康。

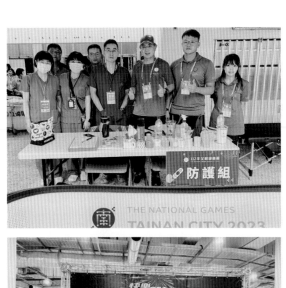
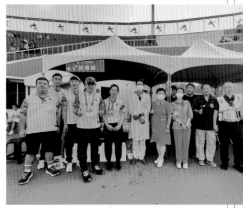
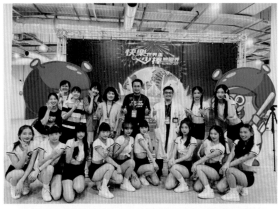
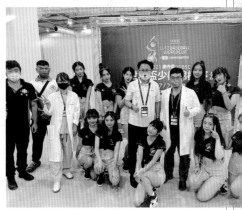
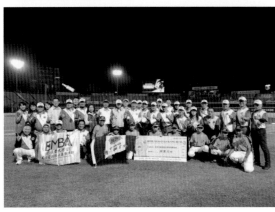
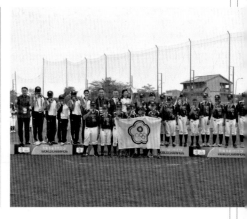

圖｜維新診所是台南當地運動傷害治療權威，成功治癒不少優秀選手

深耕台南，積極參與義診與社會服務

多年來深耕台南的維新診所，與這片土地及其居民建立起了特殊的情感聯繫，這種深厚的情感不僅體現於其高質量醫療服務，更延伸至對社會事務的積極投入與貢獻。維新診所不單是求醫者的避風港，更成為了當地社會支持體系的重要組成一員，透過定期舉辦的義診活動和參與各類公益活動，診所展現其對於社會責任的積極承擔。除了公益活動，診所也經常組織醫療團隊參與國際體育賽事，如世界盃少棒錦標賽，並提供專業且無償的醫療服務。這些行動不僅對社會產生積極影響，也提升診所的知名度和形象。

談及經營與管理的挑戰，林威廷表示，醫療創業並不擔心沒有患者，真正的考驗在於如何管理年輕醫療專業人員所組成的團隊。他強調，比起高高在上的方式，不如以學長帶領學弟妹的方式和員工互動，效果更佳。並且領導者也須以創新的思維和多元化的管理方法來激勵團隊，以此確保服務質量的提升。

談起未來的展望，他透露未來計劃在台南開設更多診所，進一步擴大維新診所的服務範圍和影響力。「精準疼痛治療，享受無痛生活」不僅是一個口號，也是未來診所會持續實踐的承諾與目標。

圖｜成立以來，維新診所已參與難以計數的義診與公益活動，提供無償醫療服務

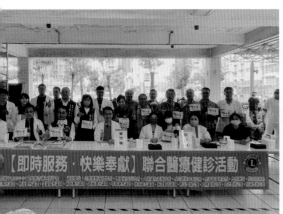

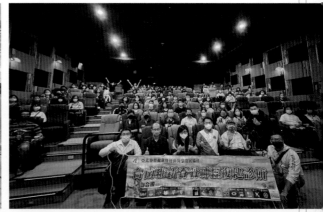

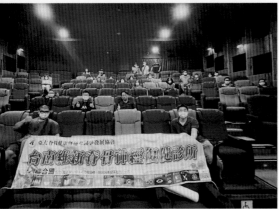

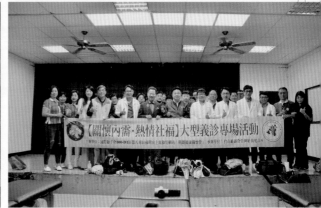

✛ 經 營 者 語 錄

「我們維護專業日新又新，就是我們維新的
宗旨；我們為自己的實力精進，為更多的病
人服務！」

——— 院長邱律諳

✛ 品 牌 核 心 價 值

維新診所(復健/骨科/神經)致力於提供最新最前衛的神經
肌骨復健醫學技術，拒絕向疼痛妥協！
維新診所將繼續秉持追求卓越、勇於創新與挑戰自我的精神，
助您開啟更為健康與美的人生！

Precision pain management, enjoy pain free.
精準疼痛治療，享受無痛生活。

台 南 維 新 診 所

診所地址

台南市北區海安路三段 600 號

聯絡電話

06-252-0270

Facebook

台南維新診所

官方網站

wc-clinic.com.tw/

醫療服務

脊骨神經復健、體態平衡美學、懸吊運動訓練、
體外震波治療、增生注射治療、急慢性疼痛診療

賴政光

商週百大良醫

大彰化東區
多元服務之優質社區診所

隨著社會少子化和高齡化的大環境趨勢下，各行各業都在努力轉型，以迎合這股前所未有的社會潮流；在這樣的時代背景下，作為彰化市東區之優質社區診所，賴政光耳鼻喉科正積極地應對這項挑戰，以提供多元化的服務，成為社區的健康守護者。秉持著愛心、熱心、細心、關心、用心，以建立光敏醫療集團為目標，賴政光耳鼻喉科為在地民眾提供健保醫療、醫學美容、健康減重、長照關懷和健康診所等服務，致力於滿足在地居民多樣化的需求；診所團隊亦在愛與感恩的心念之下，共同擁抱「視病猶親，拔苦予樂」之照護理念，期盼將醫學知識化為實際的服務行動，無私奉獻予每一位需要幫助的患者。

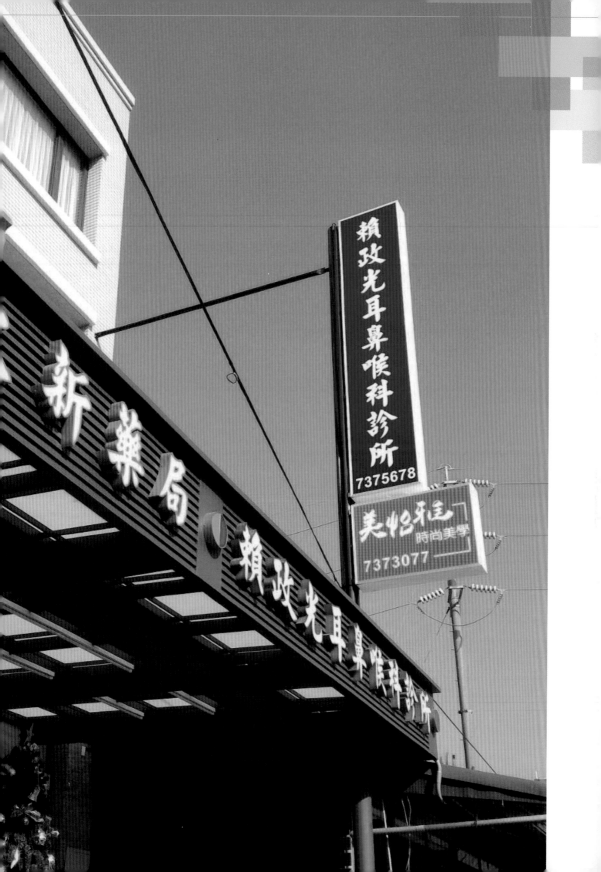

從傳統耳鼻喉科到新興美容醫學專科

談話間散發著親和，賴政光院長懷著愛與感恩的心，對自己的行醫歷程侃侃而談。其臉上掛著的溫暖笑容，正映照著他豐富的人生經歷，對賴院長而言，醫生並非僅僅是一份職業，更是一種發揮使命及無私奉獻的生活態度。畢業於臺北醫學大學醫學系，由於對耳鼻喉科擁有相當濃厚的興趣，自學校畢業後，便申請回到與他連結至深的故鄉彰化，在秀傳紀念醫院磨礪耳鼻喉科專業，前後共計服務五年的時間。

隨著台灣健保制度的調整與規劃，仍在醫院上班的賴院長深感其制度對醫生照顧患者備受限制，最後在民國 93 年於家人的支持下，成立賴政光耳鼻喉科診所。他打趣地說：「大家都跟我說，你是醫生，太太是藥師，一起開診所最適合了！」

時光飛逝，如今二十年已經過去，賴院長表示，這二十年之間台灣社會和醫療市場皆面臨著巨大的轉變，少子化、高齡化、醫美日益盛行，因此，開業十年後，除了原本的耳鼻喉科專科醫師執照，賴院長再度考取美容醫學專科醫師執照，以順應時代潮流之發展方向。「除了原先健保醫療的診療項目，十年前我為診所導入無需動刀的醫學美容，兩者都是我的專業，但我發現一件很有趣的事情——健保的診療項目比較單純，只要以關懷及同理，讓患者感受到安心，就能得到民眾的認同；可是醫美的領域非常不一樣，它屬於自費市場，必須做大量的曝光。」賴院長解釋。

跳脫耳鼻喉科醫師的角色，從專業人士踏入經營領域，成為必須以企業的角度思考診所永續經營的院長，這個轉變不僅是專業範疇的擴展，更是對經營領域的全新探索，這一切著實深刻地考驗著賴院長的決心和毅力。

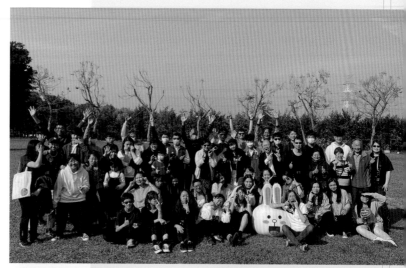

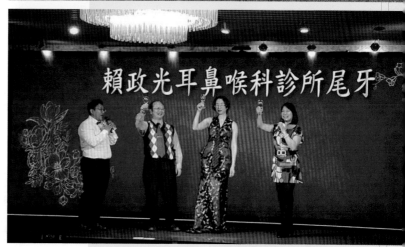

圖｜賴政光耳鼻喉科診所與大新藥局全體員工合照

美怡雅時尚美學、10% 健康體重管理中心：
用醫學美容兼顧內外之美

醫美時代來臨讓賴院長的診所面臨了新的機遇與挑戰，體察到患者對於外貌和健康之需求的不斷提升，賴院長開始整合診所的資源，引進先進醫美技術，成立美怡雅時尚美學與 10% 健康體重管理中心，並且邀請專業的醫學美容醫生及美容專家加入團隊。

針對醫美領域，賴院長談到：「一般而言，大眾做醫美都會尋求皮膚科和整形外科，但是最懂顏面神經知識的其實是耳鼻喉科的醫生。因此，在耳鼻喉科開業十年相對穩定之後，我們認為要拓展業務範圍，最接近的領域應是醫美這個方向，所以我們規劃風險較低的醫美服務項目，例如：肉毒桿菌、玻尿酸隆鼻、除毛雷射、音波拉提、美白點滴，並且導入結合保養與美容概念的高壓氧治療，讓想變美的人都可以藉由我們的專業和設備，達到安全、穩定的醫學美容成果。」

除了醫學美容，賴院長也提到「年輕五歲的秘密」，身為一位醫師，他認為美麗的前提與本質在於擁有健康的身體，意即欲留住青春的外表光是倚靠外在修復仍然不夠，更需要藉由維護體內的健康，達成內外兼具、持久而長遠的美麗，而健康減重則是所有愛美人士必須關注的焦點。「肥胖是各種疾病的根源之一，成立 10% 健康體重管理中心則是希望可以透過全面、科學的體重管理計畫，幫助深受肥胖所苦的大眾找回健康身體和苗條身材，看起來也會更有精神、更有活力，更加年輕。」賴院長堅定地說。

圖｜美怡雅的目標，是提供精緻、健康、安全的微整形及醫學美容服務

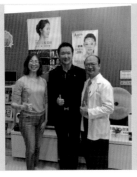
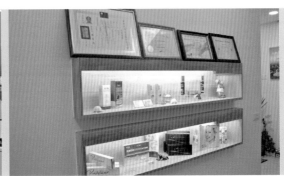

新冠疫情視角下多元化醫療服務之機會與優勢

　　在風起雲湧且不斷變革的時代潮流中，富有遠見的企業經營至關重要，宛如一盞引領艦隊前行的明燈，安定而充滿希冀地航向未來。設立耳鼻喉科診所後，賴院長不僅專注於當前，更是放眼未來，他以獨到的遠見，將診所轉型為服務多元化的醫療據點，集大新藥局、美怡雅時尚美學、10% 健康體重管理中心為一體，致力於打造出卓越而堅實的「光敏醫療集團」。如此前瞻性的思維，使他得以帶領彰化東區賴政光耳鼻喉科醫療體系，贏得患者的廣泛信賴。

　　不僅如此，西元 2020 年，當全球受到疫情侵襲及肆虐之際，由於民眾極力避免非必要的外出，即使確診也是前往大醫院就醫，全台診所皆面臨經營上的問題，然而，賴政光耳鼻喉科診所卻因多元化的經營，得以靈活應對，反倒因多元且穩定的營業收入，得以有力地支持診所團隊同仁繼續在時代的困境中堅守崗位。賴院長回憶：「Covid-19 期間我們是照顧患者的第一線，以服務為宗旨，在社區設立據點幫民眾快篩，推動遠距診療服務，讓患者能夠在家中即時獲得醫療諮詢，也配合送藥服務，方便民眾在疫情期間獲得安全又完善的全方位健康照護。」

　　在瞬息萬變的時代中屹立不搖，賴院長持續引領醫療團隊邁向新的里程碑，更積極探索未來醫療的產業方向，而建構完整安穩的長照系統是繼醫美領域之後的下一步，一切要從配合政府政策所落實的「巷弄長照站」開始。

圖｜氣氛熱絡的醫師公會聚餐

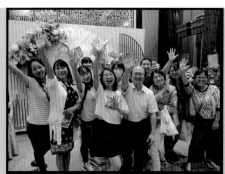
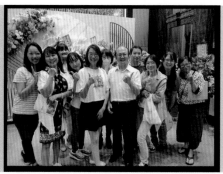

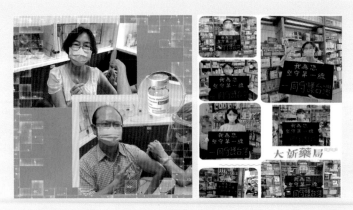

圖｜堅守防疫第一線，一同守護台灣

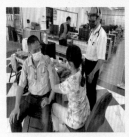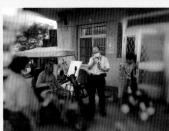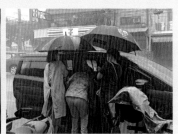

圖｜出動診所巡檢，為鄉親的健康做把關

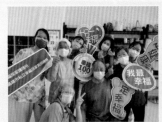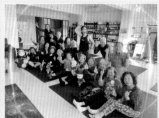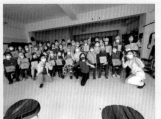

圖｜長照不老健身房，提供長者一個舒展身心的場所

巷弄長照站：
溫馨陪伴長者促進健康的幸福據點

「人不獨親其親，不獨子其子，使老有所終，壯有所用，幼有所長，矜寡孤獨廢疾者皆有所養。」談到巷弄長照站，賴院長以《禮運大同篇》中廣為人知的名言分享他的理念，在這之中，可以看見他作為一位醫生，對於人生的使命不僅止於醫治患者，而是關懷社會上每個年齡層的民眾，將其健康與福祉視為自己的目標；這句古訓反映了賴院長對於全人照顧的承諾，也引領他積極參與政府政策所倡導的巷弄長照站，將其視為努力的方向，為年長者營造一個優良的活到老、玩到老、快樂到老的環境。

賴院長提到：「過去唸書的時候，我將《禮運大同篇》作為一種人生的目標和理想，所以在開診所後，我希望能夠服務 0~100 歲的所有民眾，讓所有人都得到妥善的照顧。推行巷弄長照站，長者們可以在白天的時候走出家門，到我們這裡來跟著照服員一起參與活動，強化身體肌力，也啟動腦力活動。」這樣的活動是否能看見成果呢？賴院長接著說：「令人欣慰的是，很多以前在家會鬱鬱寡歡的長者，來這裡後因為有了社交生活，他們都變得更加開心、充滿活力，有位九十歲的長者，甚至可以做到三下仰臥起坐！」

然而，儘管巷弄長照站讓長者可以在這得到溫暖的陪伴，隨著老年人口的增加，賴院長表示：「面對這樣的現實，未來我們計畫成立日照中心，提供社區長者全面的身心照護，希望每位長者都能在日照中心找到屬於自己的幸福和歸屬感。」

光敏醫療集團的未來藍圖——
堅定「視病猶親，拔苦予樂」的理念，
落實「用愛與醫學，讓人更健康更快樂」之使命

✚

在賴院長的醫療理念中，「視病猶親，拔苦予樂」將醫者與患者之間的情誼描繪得淋漓盡致。視病猶親，意味著對每一位患者都如同家人一樣關懷，無論是身體的痛苦還是心靈的困擾，醫者須為其化解病痛，讓對方感受到家的溫馨；拔苦予樂則是對病患的慈悲奉獻，努力給予幫助及治療疾病，解除其身心病症之痛楚，為對方帶來正面的療癒。

賴院長分享：「有些診所讓人感到冰冷，這不是我的理想，所以我經常跟員工表示，我們要讓患者來到這裡可以很安心，像是回到家一樣，櫃檯親切、醫師溫暖，讓患者可以微笑著離開診所。行醫多年，我發現這樣的溫暖，其實對提升治癒的機率有非常大的幫助。」不只對患者好，賴院長和潘藥師更是重視與診所員工之間的情誼，透過「賴政光耳鼻喉科」粉絲專頁，每個月的慶生會，每季的餐聚，每個暑假的員工旅遊，春酒、中秋烤肉、聖誕派對，把員工當成家人，出門上班就像在家一樣愉悅，讓賴院長直言診所人員的流動率真的非常低，和每位員工都有十年，甚至二十年以上的緣分。

談到診所的經營，賴院長的經營信念可謂深具人文情懷，他反覆強調，做任何事情都不應只看重自己，而應以服務之心和分享之情，滿懷愛與感恩地面對每一位患者、家屬和員工；此外，認真做事，勇於追求卓越，亦是賴院長以身作則的實際行動，這是對自己專業的堅守，更是一種對患者的負責，以及對員工的承諾。

未來，賴政光院長和潘淑敏藥師將攜手成立「光敏醫療集團」，匯聚醫療、醫美、藥局、長照和健康診所等多元服務，期盼打造一個全方位的健康照護體系，讓照顧 0~100 歲民眾的目標得以完善實現，並且堅定落實「視病猶親，拔苦予樂」之關懷使命。

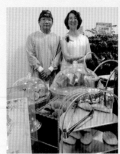
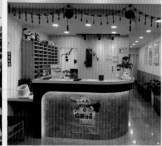
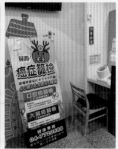

圖｜成立鹿合耳鼻喉科，擴大關懷與理念的落實

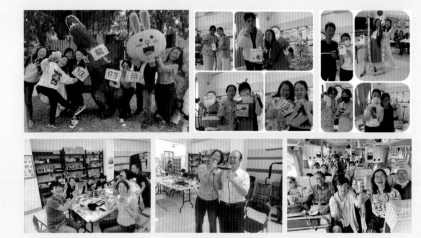

圖｜每逢佳節舉辦活動，促進團隊歡樂氣氛

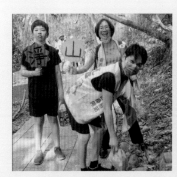
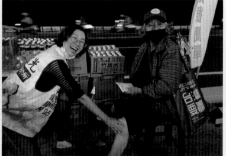

圖｜工作之餘，潘藥師樂於參與淨山、大甲媽祖遶境等公益活動

■ 經營者語錄

用愛與醫學，增進人類幸福，
讓人更健康、更快樂。

■ 品牌核心價值

賴政光耳鼻喉科診所位於彰化市東區彰南路，為一提供多元化
服務之優質社區診所，秉持著愛心、熱心、細心、關心、用心，
以成立光敏醫療集團為目標，為在地民眾提供健保醫療、醫學
美容、健康減重、長照關懷和健康診所等服務，擁抱「視病猶
親，拔苦予樂」之照護理念，期盼將醫學知識化為服務行動，
無私地奉獻予每一位需要幫助的患者。

賴政光耳鼻喉科診所

診所地址
彰化市彰南路一段 433 之 1 號

聯絡電話
04-737-5678

Facebook
賴政光耳鼻喉科

Instagram
site@laizhengguang

Youtube
潘藥師藥不藥

游新 診所

喜恩 診所

台南內分泌新陳代謝科
醫師團隊

現代人生活節奏迅疾，工作與生活壓力難以避免，再加上不規律的飲食和缺乏運動等不良生活習慣，往往給予自身的內分泌平衡造成巨大威脅；作為扮演身體調節者的內分泌系統，掌控著各項重要的生理機能，包括：新陳代謝、生長發育及免疫功能等，其平衡狀態對於身體的整體健康有著深切的影響。如今，伴隨著各種內分泌和新陳代謝疾病的發生，越來越多人開始尋求專家的協助，藉由其專業的知識和豐富的臨床經驗，逐漸找回全面的身心平衡與健康，以應對現代生活帶來的種種挑戰。位於台南的游新診所與喜恩診所，秉持以人為本的理念為病患服務，專門診治內分泌及新陳代謝疾病，主治項目以甲狀腺疾病、體重管理、糖尿病、原發／次發性高血壓、高血脂症、腎上腺疾病、痛風及早期腎臟疾病為主，也是認證通過的「糖尿病暨腎臟病健康促進機構」。

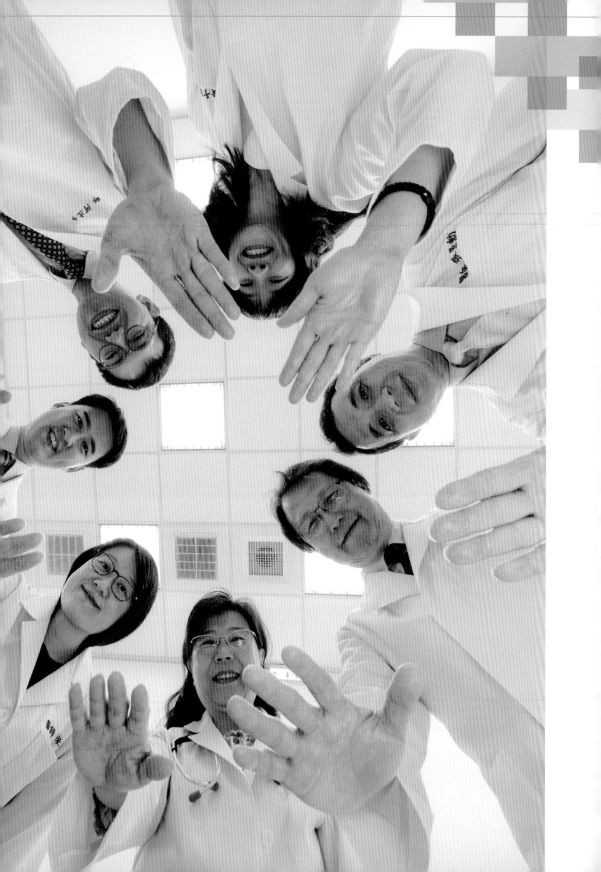

踏實奉獻，傾心守護——
從醫學中心到基層診所

　　現代生活如風，快速而匆忙，誘人的高糖、高脂美食更令人難以抵抗，這樣的節奏迫使現代人不自覺地與疾病擦身而過，而悄然在台灣社會中攀升的糖尿病即是其中之一。身為一位內分泌新陳代謝科專科醫師，過去曾在成大醫院擔任主治醫師，同時也是美國糖尿病學會資深會員、日本神戶大學分子糖尿病學研究員、中華民國糖尿病衛教學會衛教醫師的游新醫師，對此有所感觸地表示：「基層診所才是照顧糖尿病患者的最佳舞台，唯有在基層將大量的糖尿病、高血壓、高血脂患者控制好，才有望降低國民整體之心臟病、中風、洗腎等風險。」

　　在醫學中心服務十五年，擁有充實的國際前沿醫學知識和全面的臨床情況應對能力，如同游醫師所述，「憑著一股傻勁」以及賢內助曾慧菀醫師無條件、全力的支持下，於民國 94 年 8 月在台南市中西區成立了有完整衛教團隊的新陳代謝專科診所「游新診所」，專門診治內分泌新陳代謝科患者。深入基層是游醫師職涯的轉捩點，他期許自己將專業與關懷奉獻予廣大的患者，以更貼近而彈性的看診，守護更多民眾的健康。

　　「開設診所不只為了照顧更多糖尿病患者，為他們的健康把關，其實坊間也有許多不實的醫藥資訊正在誤導著民眾，因此，我也期許自己能夠秉持著實證醫學的精神予以糾正。」游醫師強調。處處為社會的廣大群眾著想，即使週一至週六，每天八小時看門診和經營診所，游醫師仍舊按照在醫學中心養成的長年習慣，積極出席醫學研討會進行演講與主持；關心患者的他，更經常以自身所熱愛且賦有的音樂才華鼓勵病人，舉辦有益於大眾身心健康的衛教活動，醫病關係可謂相當緊密。

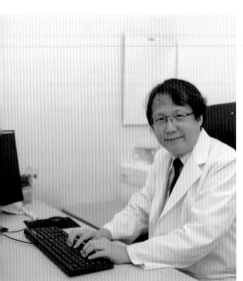

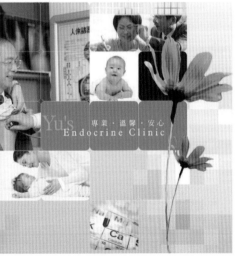

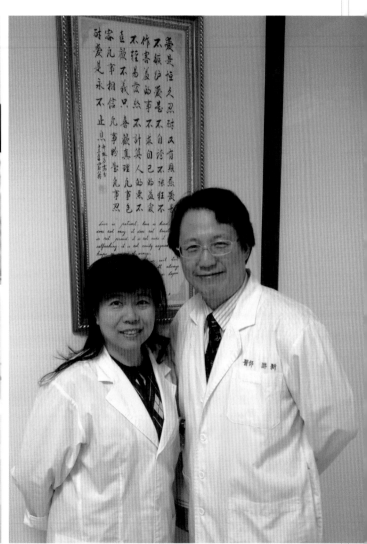

圖｜游新醫師在曾慧菀醫師無條件、全力的支持下開設游新診所

游新診所的診療使命：深耕台南，精準治療

近二十年來，游新診所以「內分泌新陳代謝科專科診所」作為診所服務之主軸，並且堅持將這一專科領域發揮至極致，舉凡甲狀腺／副甲狀腺疾病、糖尿病、原發／次發性高血壓、高血脂、早期腎臟疾病、腎上腺疾病、骨質疏鬆等，均可獲得良好的醫治。作為認證通過的「糖尿病暨腎臟病健康促進機構」，游新診所專注於疾病的治療，擁有完整的衛教團隊，積極倡導健康生活方式，降低各種疾病發生的風險，以全方位的方式照顧患者。

游新診所以優越的口碑持續為台南的民眾提供專業且優異的診療，游醫師特別提及：「針對甲狀腺病友，我們有周詳的血液檢查、超音波檢查、細針穿刺細胞學檢查以及完善的醫學中心後送；糖尿病等三高慢性疾病、體重管理等，除了有專業的醫師群之外，我們還有全職的營養師、護理衛教師，讓病友能夠得到全方位的照顧；而糖尿病患者常有神經內科、心臟內／外科、消化科、皮膚科、眼科、身心科、整形外科（傷口處理）的共病症，除了轉診至醫學中心之外，我們也會轉介給因參加各種跨科別研討會而結識到的基層優秀專科醫師。」與多家醫療機構和專科醫師的密切合作，游新診所在過去二十載的時光中，建立了龐大而堅實的醫療網絡，擁有完善的後送制度，確保患者能接受到最適切的治療。

自民國 94 年成立以來，游新診所始終秉持著深耕在地的理念為在地居民服務，其深入當地社區，與居民建立起了深厚的情感聯繫，同時醫師團隊不忘持續進修，密切跟隨國際醫學發展的步伐；在地化和國際化兼具，使其成為眾多台南市民信賴且首選的醫療機構。

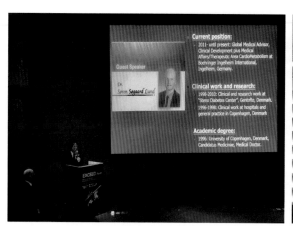
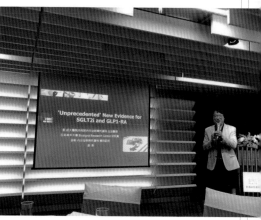

圖│開業後，游醫師仍然積極參與國內、國外演講活動

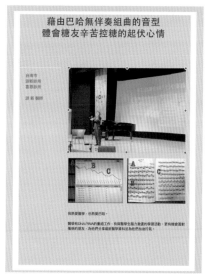
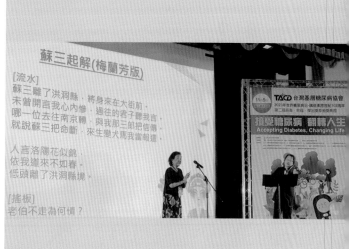

圖│游醫師時常以音樂鼓勵病人

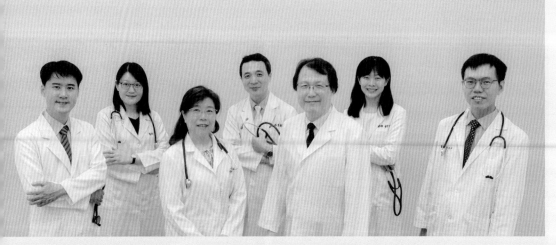

圖｜由左至右：盧中允醫師、林安琪醫師、曾慧菀醫師、張景勳醫師、游新醫師、黃于玶醫師、何立中醫師

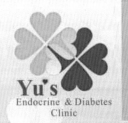

十餘年的掙扎，健保局核扣背後的困境與挑戰

開業固然是一件喜悅之事，然而，它同時也是一個充滿挑戰的冒險。游醫師談到，回顧經營診所的整體歷程，最令他深感頭疼的，莫過於病患的每人每日平均藥費高於基層內科醫師平均值，此為延續了好長一段時間的棘手難題。

「民國 94 年開業時，基層醫療院所的醫護人員在胰島素控制糖尿病患者這方面的經驗相當欠缺，而我們診所使用眾多類別的胰島素來幫助病友，雖然可愛的患者排斥歸排斥，但他們每一位的血糖控制都進步神速，各式胰島素搭配後來推陳出新的口服降血糖藥，醫病雙方對此都十分有成就感！」說完治療經驗，游醫師開始回憶起這段艱難的時期，「但是問題來了……我們糖友的『每人每日平均藥費』因為胰島素的關係，硬是比全國內科系統的院所用藥要高出一截，因而經常陷入被健保局核扣的困境。」游醫師講述著。

儘管社會規章制度旨在提供公平和保障，現實生活中卻常出現種種不盡人意的現象，如同游醫師所提到的醫療制度與現實情況的落差，作為個體的診所更必須勇敢面對其所帶來的挑戰。面對此般困境，這場制度與現實之間的辯證中，作為個體的游醫師別無他法，為了提供患者效益與精準兼顧的治療方式，他在這一情境之中苦撐十餘年，努力尋求平衡的方法，直到昔日醫學院的恩師李伯璋教授擔任健保署署長時，大力推行「醫院 / 診所上下轉診制度」之後，總算得以緩解下來，問題才獲得了改善。

尋求更公平、更人性化的醫療制度，以減緩人們在現實掙扎中的負擔，是社會進步的關鍵一環，透過制度的不斷優化與社會對話的機制，才能夠建立更具包容性的醫療體系，確保每個人都能夠享有平等與高品質的醫療服務；這種共同努力既需政府的政策制定和執行，也需要公民的參與和意識提升，透過共同的奮鬥，打破現行制度的種種限制，建立一個更具人本關懷的醫療體系，使每個人都能夠在面對健康挑戰時獲得良好的支援，實現全面的身心健康。

攜手喜恩診所，共創平安和喜樂的新紀元

　　開業的近二十年期間，游新診所以專業、溫馨、安心為理念，在台南深受當地民眾的肯定與支持，然而，原來的診所空間漸漸不敷使用，病歷櫃爆滿、尖端儀器沒地方擺設、候診空間嚴重擠壓、候診室人聲吵雜等窘境一一浮現，有鑑於此，游醫師保留了中西區健康路一段的游新診所，另於民國 110 年 9 月，在台南市安平區設立了分院－喜恩診所，醫師群由以往的四位增加至現今的七位。

　　藉由游新診所與喜恩診所兩院區的病患分流，游醫師期盼為患者帶來更加舒適、寬敞的就醫環境，讓病患擁有更好的就醫品質。游醫師感嘆：「診所平時都非常忙碌，有時候真的無法完美地招呼每位來診的朋友。」在在顯示他對患者們的友善和關懷之情。

　　除了關懷病友們的健康，游新醫師對於社會變遷及現狀亦相當關心。身為醫師的他，深刻理解個體生活方式對健康所造成的影響，因此長年致力於鼓勵大眾培養更健康的生活習慣，呼籲社會給予健康議題的重視與關注，他談到：「依照衛生福利部國民健康署民國 106~109 年國民營養健康變遷調查指出，國人營養概念普遍不足，未建立起良好的飲食習慣，因此慢性病的防治，需由國小學童作為開始。」另外，台灣人口老化問題亦令游醫師感到擔憂，他表示：「因台灣人口老化過快，病友族群的年紀將再往上提升，所以肌少症、骨質疏鬆症、吞嚥障礙等，是我們兩院必須加強付出心力照顧的領域。」

　　呵護健康，享受生活，是我們每個人都應該追求的美好目標，尤其在現代快節奏的生活中，健康就是最珍貴的財富，如此一來才能與家人共度溫馨時光、與朋友分享快樂時刻，或是獨自品味生活的美好，充分地體驗生命中的點點滴滴，創造更豐富、更有意義的人生。

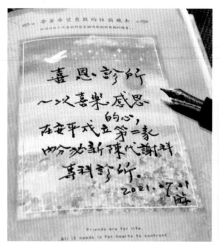
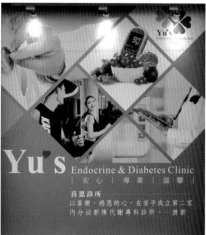
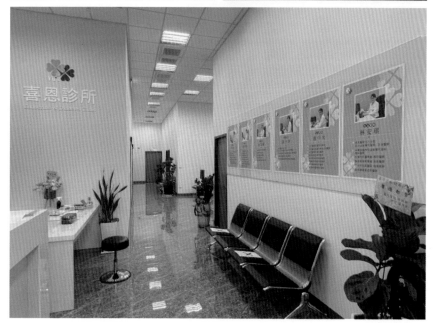

圖｜喜樂的心乃是良藥，喜恩診所以喜樂與感恩之心與大家相會。民國111年，游新診所及喜恩診所雙雙榮獲「糖尿病併早期腎臟病變照顧品質卓越獎」，對游新醫師而言是個非常大的鼓勵

經營者語錄

「皺紋只應該是微笑留下的印記。」游醫師以大文豪馬克吐溫這句名言與診所每位員工共勉，工作中時時保持微笑，也一本醫療人員的初衷，讓來到診所看病的朋友們，平安喜樂。

品牌核心價值

位於台南的游新診所與喜恩診所，秉持以人為本的理念為病患服務，專門診治內分泌和新陳代謝疾病，主治項目以甲狀腺疾病、糖尿病、高血壓、早期腎臟疾病為主，亦是認證通過的「糖尿病暨腎臟病健康促進機構」。

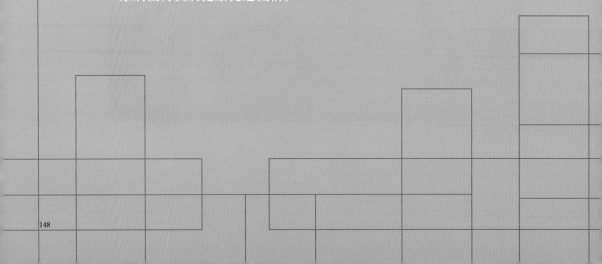

游 新 診 所

診所地址
台南市中西區健康路一段 370 號

聯絡電話
06-2149-009

Facebook
游新內分泌新陳代謝科診所

官方網站
https://www.zion.com.tw

喜 恩 診 所

診所地址
台南市安平區永華路二段 571 號

聯絡電話
06-2933-566

Facebook
喜恩內分泌新陳代謝科診所

官方網站
https://www.zion.com.tw

陽光

耳鼻喉科診所

大桃園地區
知名耳鼻喉專科團隊

在許多人的兒時記憶中，總有一家溫暖又熟悉的診所，每當身體不舒服或發燒時，溫柔的醫師總會細心地醫治我們；在溫馨的診所裡，我們學習與醫師溝通，表達自己的症狀，漸漸學會照顧身體，在愛的傳遞之下，健康快樂地成長。在南桃園小小的復興街上，有一間明亮溫馨的診所，常常從早到晚排滿了掛號的人潮，許多民眾遠道而來，就是為了要給陽光耳鼻喉科診所的醫師看診。由前台大分院主任陳均豪院長帶領，擁有深獲患者認同的耳鼻喉專科醫師團隊，全方位守護著民眾的健康。

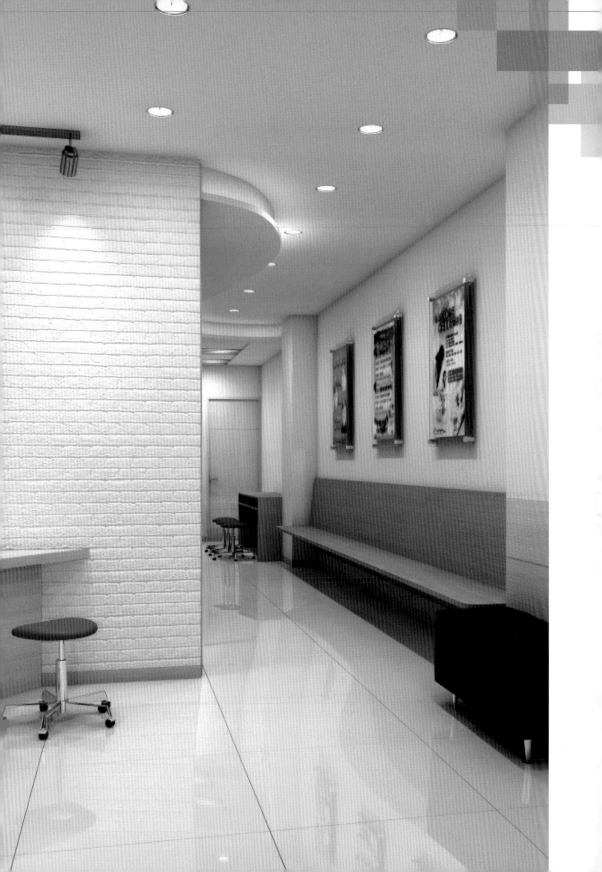

打破醫療界限，落實在地化照護 ——
前台大分院耳鼻喉科主任的心路歷程

✚

「秉持取之於社會，用之於社會的初衷，我們在 2019 年成立了陽光耳鼻喉科診所，為台灣鄉親提供高品質的醫療環境。」陳均豪院長誠懇地敘述創立診所的初衷。擁有台大、成大雙學士學位，考上台大碩士班，曾任台大醫院分院耳鼻喉科主任，也曾至哈佛大學附設醫院醫學研究。陳院長豐富優秀的學經歷實屬醫學界頂尖，當年毅然決然離開大醫院，轉往基層診所服務，院長的選擇背後蘊含著深遠的抱負。

懷著對生命的疼惜及對患者的承諾，陳院長始終深信醫師是為了病患而存在，矢志成為民眾最堅強的健康守護者，他徐徐道來：「有感於大桃園地區的醫療資源稀少，當地居民迫切需要更好的醫療服務，於是下定決心成立一間高水準的綜合型專科診所，讓大桃園的鄉親無須忍受往返大醫院的舟車勞頓，能在住家附近獲得與大醫院同等級的醫療照護。我們也堅持採用醫學中心等級的進口儀器及藥品，使病患得到高水準的醫療，早日恢復健康。」

身為耳鼻喉科專科醫師，陳院長同時也是頭頸腫瘤專科醫師、顏面整形外科專科醫師，以及小兒胸腔醫學會會員，跨足多項專業領域，擁有廣泛的醫療視野。最難得的是，陳院長保持一顆關懷患者的心，期許自己能充分發揮醫學專業，為民眾健康貢獻一己之力。目前陽光耳鼻喉科診所共有五位優秀的醫師，在陳院長的帶領之下，一同捍衛民眾的健康。陳院長本著醫者父母心，長年重視社會公益，他認為社會上有非常多需要幫助的人，所以從開業之初就堅持每日拿出收入的一部分，捐給公益團體，希望藉此能傳遞更多愛到社會上。

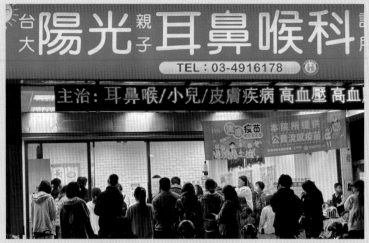

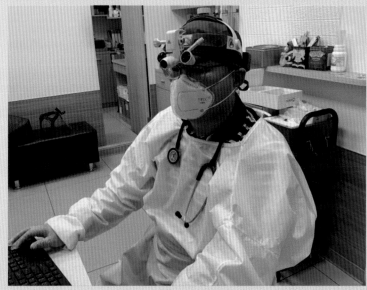

圖上｜陽光耳鼻喉科診所深受中壢平鎮地區民眾信賴，是守護健康的首選
圖下｜陳院長於疫情期間努力為民眾的健康把關

開業半年遇世紀疫情考驗，挺過風暴的堅韌

陳院長回憶起開業初期，過程艱辛而且充滿挑戰，他必須一肩扛起診所的大小事，由於個性追求完美，每一個細節皆親力親為，反覆修正以達到近乎完美的程度，每天總是忙到晚上 11、12 點才得以回家，其中的辛苦滋味是如人飲水，冷暖自知，那段時間他特別感謝太太做他最堅強的後盾，默默地打點好家裡的許多事情，讓他沒有後顧之憂。

然而在開業半年，一切都慢慢步入軌道之際，震撼世界的新冠病毒席捲而來，全台灣的基層診所都遭受重大的衝擊，陽光耳鼻喉科診所也同樣面臨疫情的艱困挑戰。「診所在 2019 年 6 月創立，開業半年就爆發了 Covid-19 疫情，一開始台灣的防疫非常嚴格，只有零星病例，那時還未對醫療業造成太大的衝擊。但後來台灣的防線還是被病毒攻破了，一時間全國民眾人心惶惶，根本不敢出門，診所的病患數也急劇下降，剩下不到疫情前的一半，然而薪水、租金及藥品的成本依舊高昂，當時許多診所無法撐過疫情的考驗，最終無奈歇業。」陳院長談及那段日子，如今回想仍不勝唏噓。

陳院長繼續回憶：「疫情當時，診所營收銳減，甚至連續好幾個月收支都無法平衡，一開門就是賠錢，歇業的想法也曾經在腦海裡萌生過，然而掛念到診所還有五位醫師、數位藥師及十多位護理師，夥伴們都必須靠診所發的薪水來養家

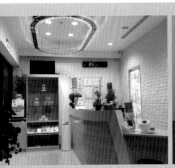
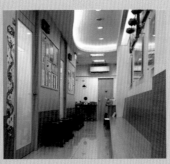
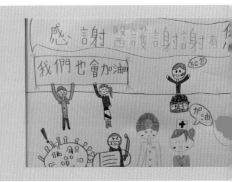

活口,身為院長當然是責無旁貸,必須將責任一肩扛起,我深信天無絕人之路,於是繼續咬牙苦撐。當時全國風聲鶴唳,一旦大型企業或工廠內發現確診者群聚,政府會馬上要求停班或停工,大型企業若停工,損失可能是上千萬,甚至上億元。不少國內大企業急需醫師及護理師幫員工做大量的快篩,於是我們當機立斷接下了某知名大公司的快篩業務,這間公司擁有數萬名員工,員工每星期至少接受一次快篩,業務量十分龐大,我們診所的醫師及護理師輪流排班,每天早中晚同時雙線快篩,不僅解決了當時這間大公司的燃眉之急,也讓診所同仁經濟生活不受影響,在夥伴們的努力下,陽光診所才能撐過這一段艱辛歲月。」

　　除了診所內大大小小的繁雜事務,陳院長也相當重視家人的健康,他回憶:「當時為了避免將病毒帶回家,看診時必須嚴格做好隔離防護的措施,下班回家第一件事情,就是徹底消毒並馬上替換看診時的全套衣物。唯有自身做好防疫措施,才能確保家人不被病毒感染,自己也才能在職場安心工作。」陳院長專業、用心和扎實地經營,及醫療團隊的互相扶持和共體時艱,讓陽光耳鼻喉科診所挺過了疫情考驗,愈挫愈勇,深獲當地民眾的信賴與認同。

圖左｜陽光耳鼻喉科診所環境明亮寬敞,醫護人員親切溫馨,給予患者舒適的就醫體驗
圖右｜小朋友親自寫下的感謝卡,感謝醫護人員的愛心及辛勞

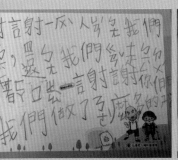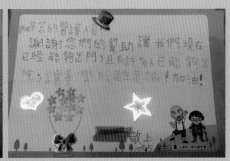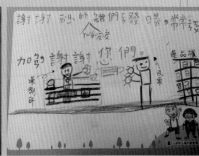

醫療團隊核心三要素：同理心、耐心、愛心

　　談及診所專業醫療團隊，陳院長分享著自身獨到的用人哲學：「優秀的學經歷與專業訓練固然非常重要，但是良好的溝通技巧和對患者的關懷，在我眼中更是不可或缺。我最看重的是醫療人員本身的品格特質，包括：是否具備同理心，能否像對待家人一樣來幫助病患，是否面對老人或小朋友時可以更有耐心與愛心。醫者仁心，視病猶親，是我一直以來的信念。」

　　陳院長回憶曾有位遠從新北來的病患，主訴右側耳鳴已經持續半年，他四處求醫，連北部大型醫學中心都去過，卻仍無法解決耳鳴的問題。經由朋友介紹專程來給陳院長看診，院長仔細檢查耳鼻喉頭頸，發現耳膜上竟有一根很短很細的毛髮，在小心翼翼移除之後，耳鳴即刻消失，他激動地不斷感謝。陳院長分享談到，醫師診療病患就像一位有經驗的偵探，必須秉持專業，加上細心、耐心去探查各種可能的原因，見微知著，做出最正確的診斷，才能對症下藥、藥到病除。

　　陳院長期盼診所團隊能夠在他的帶領之下，凝聚成一個有向心力的團隊，彼此之間不只是同事關係，更是互相支持和信任的好夥伴，工作時密切合作，才能讓病患感受到專業的診療與用心的關懷。

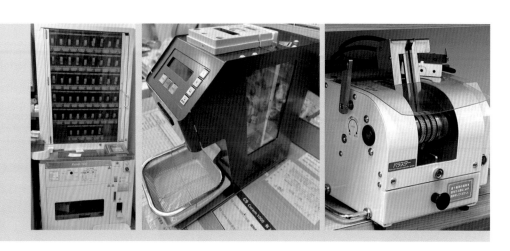

圖｜斥資新台幣上百萬元，引進日本進口全自動包藥機、全自動撥半機及全自動除包機

陽光耳鼻喉科診所之領先優勢：
進口頂級醫療器材、醫學中心等級用藥、多元化專業診療

陽光耳鼻喉科診所的空間寬敞，環境明亮，讓患者及家屬有一種舒適溫馨的感覺。設計在候診區天花板的鐵道模型，不定時會有德國進口小火車在鐵軌上奔馳，更是當地小朋友的最愛。候診室牆面上貼滿了孩子們寫的小卡片，童言童語的天真文字，充滿著對醫護人員的感謝。陳院長提到：「在新冠疫情期間，醫護人員每天面對無情的病毒，回家還有自己的家人要照顧，背負著巨大壓力，很多醫護其實處在崩潰邊緣，還好有這些小朋友的真心鼓勵，撫慰了大家的心靈，讓我們非常感動，才能在疫情最前線繼續奮戰。陽光耳鼻喉科診所座落在小街上，不是在熱鬧的大馬路旁，卻依舊能得到許多鄉親們的信任，讓我感到十分欣慰，未來將持續把自己所學回饋給社會。」

陳院長也投入大量資金引進頂級專業的醫療設備：「診所斥資百萬引進外國進口的頂級醫療器材，例如日本進口的全自動包藥機，價格比一台國產車還高，藥物由精密儀器自動分裝至藥袋，兼顧了調劑的精準、安全和衛生。診所堅持使用日本製包藥紙，成本雖然較高但不含螢光劑，接觸到包藥紙的藥品是會被吃進體內的，所以我們特別重視這些容易被忽略的小細節。」診所亦備有頂級的德國進口頭燈，和精密度極高的日本進口鼻咽喉內視鏡，皆為醫師診療時的得力助手，提供高清晰度的影像，大大提升診斷的準確性，使患者在診療過程中感到更加安心。

陳院長表示：「健康是每個人最重要的資產，在細微處重視患者的健康，是陽光耳鼻喉科診所不變的信念。使用進口藥物或醫學中心等級的藥品，成本雖然高，但療效更佳、副作用更低，也許一開始不被注意，但病患慢慢會感受到我們的用心。」無論是平日或假日，陽光耳鼻喉科診所全天候為患者提供專業便利的醫療，任何小兒或成人耳鼻喉疾病、腸胃炎、胃食道逆流、皮膚疾病、慢性病診療，皆屬診所的服務項目。擁有經驗豐富的醫師群，多元化的診療範疇，個別化的治療方案，陽光耳鼻喉科診所為民眾提供更優質的醫療照護，漸漸成為大桃園地區患者最信任的健康守護者。

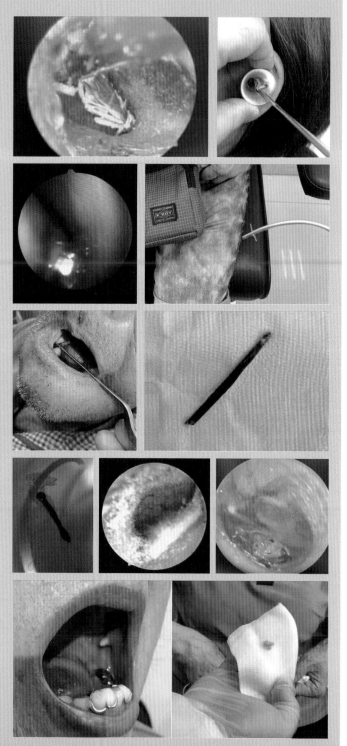

圖｜外耳道異物 - 蟲

圖左｜鼻腔異物 - 小玩具
圖右｜咽喉異物 - 魚刺

圖｜口腔異物 - 小竹枝

圖左｜鼻腔異物 - 水蛭
圖中｜外耳道感染 - 耳黴菌
圖右｜外傷性耳膜穿孔

圖｜唾液腺結石

迎接高齡化社會趨勢，
邁向全方位專業醫療診所

＋

　　隨著時代變遷，人口結構出現明顯轉變，不僅在社會各個層面產生深遠的影響，亦衝擊到所有基層醫療院所。陳院長表示：「台灣近年來慢慢轉變成老年化社會，少子化的問題日益嚴重，人才供給不斷減少，但醫療人力需求卻日益增多，醫療業越來越難找到高水準的專業人才。這種人才斷層危機不僅對醫學中心，對醫療院所也形成非常大的挑戰。如何在競爭的醫療業中脫穎而出，人才的網羅及培訓是一個非常重要的關鍵，沒有好的專業醫療人員，醫療院所如同一座沒有溫度的空殼，無法得到民眾的信賴。要進入我們的醫療團隊，皆要經過嚴格篩選，專業、親切、細心是基本要件，才能確保患者獲得專業的醫療照護。」

　　為了因應不斷轉變的社會結構，陽光耳鼻喉科診所積極拓展各項醫療業務。除了在耳鼻喉專科領域發光發熱，特別增設多樣化的全身健康檢查、專業進口疫苗施打及個人化減重業務，提供全方位、多元化的專業醫療，成為全年齡民眾的健康好夥伴。陳均豪院長深刻體認到這些未來的挑戰，他認為在世界不斷變遷之下，唯有不斷嘗試、不斷調整、不斷優化、不斷創新，以更專業、更全面的醫療貼合民眾的需求，才能在艱困的環境中脫穎而出，達到頂尖水準。

圖｜隨著時代進步，陽光耳鼻喉科診所走在潮流尖端，民眾可直接在 Line 線上預約

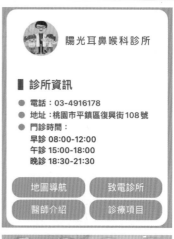

診所資訊
電話：03-4916178
地址：桃園市平鎮區復興街108號
門診時間：
早診 08:00-12:00
午診 15:00-18:00
晚診 18:30-21:30

地圖導航　　致電診所
醫師介紹　　診療項目

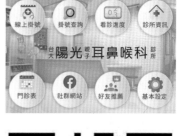

線上掛號　掛號查詢　看診進度　診所資訊

台大 陽光 親子 耳鼻喉科 診所

門診表　社群網站　好友推薦　基本設定

✚ 經營者語錄

取之於社會，用之於社會，

用「心」診治每一位病患。

✚ 品牌核心價值

陽光耳鼻喉科診所位於桃園市平鎮區，由前台大分院主任陳均
豪院長創立，帶領專業耳鼻喉專科醫師團隊，深獲大桃園地區
民眾的信任及好口碑，星期一到星期天全天候看診，從呼吸道
感染、發燒、過敏、鼻竇炎、中耳炎、腸胃炎、胃食道逆流至
皮膚疾病，全方位照護民眾的身體健康。

陽 光 耳 鼻 喉 科 診 所

診所地址

桃園市平鎮區復興街 108 號

聯絡電話

03-491-6178

Facebook

陽光耳鼻喉科診所

官方網站

https://local-medical-services-415.business.site

展悅

牙醫診所

精準醫療與
微創美學之牙科新境界

隨著時代的進步，牙科領域的技術也在不斷提升，從傳統的治療方式到現代的微創技術，牙科醫學在數位化和精準化的趨勢下，正經歷著翻天覆地的變革。這場變革不僅促進治療過程更加舒適，也在更有效率的醫療服務之下，大幅增進患者整體的滿意度。位在台中市的展悅牙醫診所，以顯微根管治療起家，致力於透過最前端的牙科技術提升患者的醫療體驗，其在數位化系統、顯微治療以及牙科雷射的應用下，為患者準確診斷問題，提供一日美齒貼片，顯微微創植牙治療、全陶瓷牙冠修復及牙周雷射治療等服務項目，帶來健康又自信的美麗笑容。

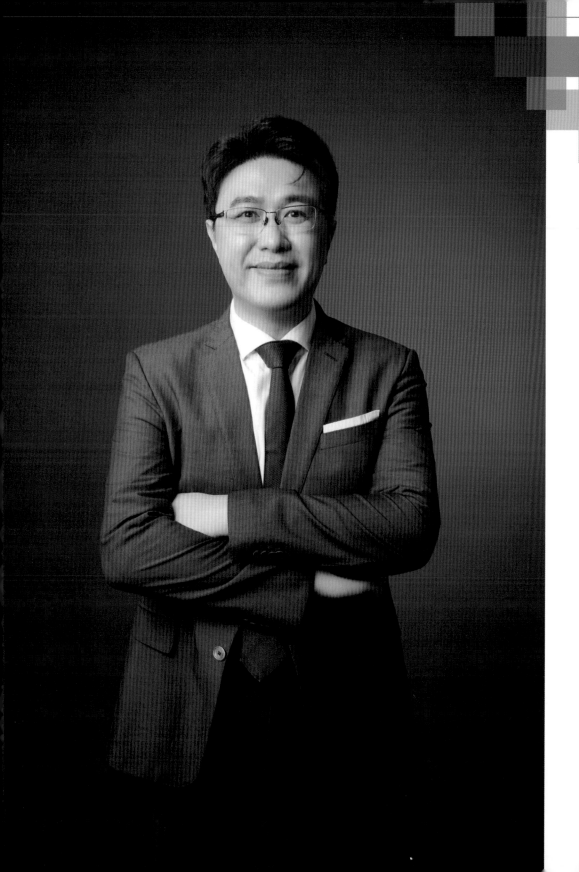

德國學術之行，數位化技術的全面啟程

在人類的發展史上，進步往往來自於不同視野的交流與碰撞，特別是現代的醫學領域，經常在積極的跨國合作之下，促進彼此互相學習與借鑒，吸收各方面的智慧，助其充分發揮潛力，以推動醫療技術的不斷進步，造福全體人類的健康。

如此經歷對於展悅牙醫診所賴昀辰院長而言，並不陌生。畢業自國防醫學院牙醫學系，曾於三軍總醫院服務，並在台中榮民總醫院累積多年的牙髓病科資歷，那年擁有豐富的牙科知識及技術的賴院長，其實正準備接任國軍台中總醫院的牙科部科主任，然而，人生的道路總會出其不意地延展開來，引領我們前進更精彩的方向，當年正是一趟德國的學術之行完全改變賴院長的人生軌跡。

「因緣際會之下，我在 2009 年前往德國慕尼黑大學進行顯微根管的學術交流和研討，當時身在德國的我看見牙科的全面數位化，像是：光學掃描、電腦車床、診間直接製作全瓷冠等，著實令我大開眼界。」賴院長回憶道。回台後他經過一番深思，確定了引入世界前端的牙科技術，以照顧自己的患者與親友，是他的一大理想，遂於 2011 年在台中市創立展悅牙醫診所，懷抱著責任感及關懷之心，朝著他所嚮往的目標大步邁進。

關於牙科技術的數位化，以及其所帶來的益處，賴院長也進一步談到：「通過電腦掃描、設計和製作，患者的口腔情況能夠被準確地捕捉和分析，設計出符合其需求的治療方案，實現高度的精準度和一致性，不僅大幅提高治療的穩定度，整體品質也得到極大的提升。」

結合德國最新數位技術，展悅牙醫診所在賴院長的帶領下，以專業的技術與親和的態度，悉心關注患者的牙齒健康，十多年來完成一項項牙科醫療技術上的突破，如當診全瓷牙冠、一日完成全口美齒貼片，顯微微創植牙新技術造福缺牙卻恐懼植牙的患者，水雷射牙周治療保存自然牙等，積極打造健康而美觀的笑容，多年前在商業週刊報導中即獲得台中區許多醫護推薦，成為心中所信賴的最佳選擇。

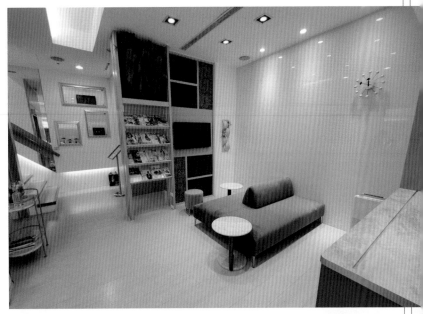

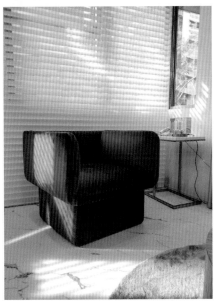

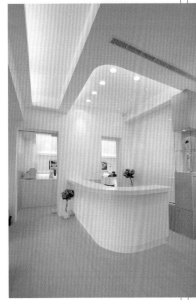

圖｜走入展悅牙醫診所，會被明亮、乾淨、舒適的環境所吸引，不自覺地放鬆心情；步上二樓，透明的隔間玻璃隱隱透出許多高科技的設備。這是一個和傳統牙醫診所或醫院印象完全不同的環境

改變與接受——
共同迎接更理想的革新成果

━━━━━━━━━━━━━━━━━━━━━━━━━━━━━━━━━✚

　　任何事物的創新，都需要給予一段時間加以適應，以重新調整過去所習慣的作法及想法，牙科技術的進步亦是如此，理想的革新成果來自於牙醫師和患者之間深具信任的改變與接受。「創立展悅牙醫後，對我而言最大的挑戰在於自我技術和觀念的提升，二十多前我們習慣傳統的治療方式，例如：以前為患者製作假牙，都是直接印模型，然後送往技工所，由外部的假牙技師製作，等待的時間也比較長，往往需要一到兩周，回診還會因為精密度問題需要反覆調整。但是現在由於數位化技術的整合，我必須改變以往的習慣，重新建構在診所內完成這項流程的作法。」賴院長解釋。

　　賴院長更笑談，所幸過去在醫學院就讀時期，班上學生人數少，完全沒有偷懶的空間，在嚴格而扎實的技術學習之下，不僅深習醫師端的知識理論，技師端的上釉燒瓷等細活也難不倒他。當前展悅牙醫引進 3D 齒雕技術，運用數位口腔掃描機，建立患者口腔之 3D 構造型態，精準分析牙齒情況，並透過電腦描繪製作出精密的全陶瓷修復牙齒模型，不僅改善傳統口腔印模技術難受的體驗與精準度不夠的問題，更能於當日完成全瓷冠、美齒貼片的體驗與良好品質。

圖｜一進一出全透明的消毒室，展悅牙醫完善牙科消毒流程讓人安心看牙

　　另一方面，患者對於全新牙科技術的想法及接受度也至關重要。賴院長表示：「剛開業時患者對全瓷修復的新技術並未如想像中的那般廣為接受，畢竟這項技術要做得好比傳統假牙技術要求更高成本也更高，製程仰賴更細緻的工法進行製作，但是透過詳細的說明教育，患者開始認識全瓷修復技術，知道相較於過去的樹酯或金屬材質，陶瓷材料更加堅硬、耐磨而美觀，生物相容性相對來說也更好。」

　　精密的治療實踐，在牙醫師和患者的相互理解下，逐漸走向完善與成功。十多年的診所經營，賴院長未曾停歇，他時刻都在思考如何精進設備，花費心思調整臨床手法，為台灣牙科注入前所未有的動力和願景。「就最簡單的洗牙來說，洗得乾淨和洗得舒適又乾淨，是完全不一樣的兩件事。」賴院長坦言。

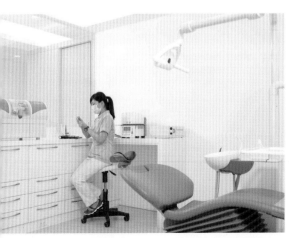
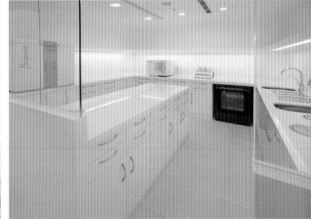

揮別傳統治療，在展悅享受細緻與美麗

在繁忙的現代生活中，人們的生活節奏越來越快，工作、家庭、社交等各種壓力不斷湧來，使得對健康的關注也隨之增加，其中，特別是牙齒健康，更加受到人們的重視，畢竟擁有健康又美麗的笑容不僅能讓自己更具自信，亦可提升生活品質和社交魅力。面對這樣的需求和期待，展悅牙醫不止步於滿足患者的基本需求，更致力於提供最佳的看牙體驗，提升診療過程的效率。

首先，展悅牙醫運用最先進的醫療用顯微鏡作為輔助，幫助診斷和治療更加精準。「這種顯微鏡可以將牙齒表面上最微小的異常放大到十幾二十倍，牙醫能藉此觀察出比以往更加細微的病灶；同時，配備於診間的大螢幕，亦能將顯微鏡資訊及數位檢查資訊實時投影出來。」賴院長說明。患者在清晰看見自己口腔的情況下，可安心與醫師進行即時的溝通討論，大幅增加治療過程的透明度和信任度。

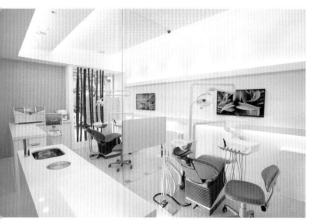
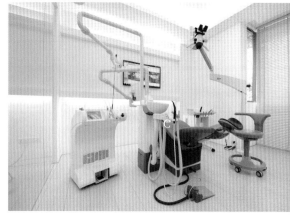

　　其次，賴院長展現高度的遠見，巧妙整合各項先進設備，以實現診所內部一條龍流程，在所內設立技術部門，讓技師與醫師能在臨床上相應配合，透過 3D 電腦斷層輔助定位，顯微鏡下手術操作，後續全瓷冠由診所內技師細緻的工法進行製作，患者術後不腫不痛不適感大幅降低，對於忙碌的患者而言，減少多次來回奔波，節省了大量的寶貴時間和精力。

　　此外，展悅牙醫早於許多診所引入水雷射技術，大大降低患者在治療過程中的不適感。賴院長提到，相比傳統的植牙技術，水雷射利用雷射光作用所切割的傷口更加細緻，不易出血，復原速度也更快，有效減少了手術的風險和後遺症。

圖｜先進且專業的設備，揮別傳統牙科治療，患者對看牙不再恐懼

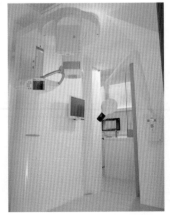
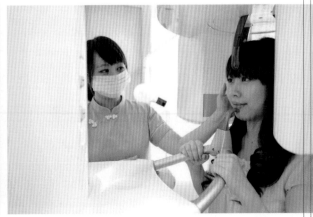

在台灣，儘管現代醫學科技已經取得了巨大進步，但是仍有許多牙醫診所停留在傳統的治療方式上，這或許與過去醫學院教育受限於健保規畫與預算，還未完全跟上數位時代的步伐，新技術和治療方法的全面教授及臨床實踐仍有差距。好消息是，近年來隨著更多跨國的學術交流，促使台灣開始跟上這一世界趨勢，逐步將最新的知識和技術納入教學內容當中。

在這樣的背景下，賴院長作為一位甚早接觸到先進牙科技術的專家，在院校和公會的邀約下，這些年積極投入相關課程和演講，將自己所掌握的知識經驗分享給更多人，帶動了一日美齒貼片，顯微微創植牙治療、全陶瓷牙冠修復及牙周雷射治療等等新技術在台灣牙科的推廣與應用，希望能夠幫助更多牙醫和醫學生在未來更好地服務患者。

圖｜精密且優質的牙科服務，展悅牙醫診所為無數患者帶來生活的便利及美好

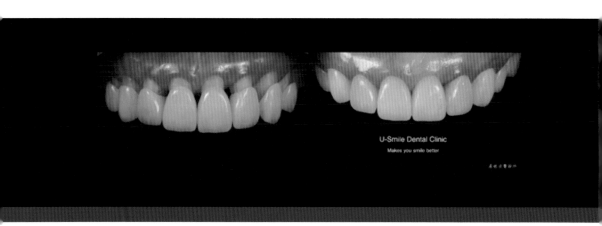

U-Smile Dental Clinic
Makes you smile better

創業鐵律：探索客戶群需求，創造自我價值

創業既是挑戰，卻也是機遇，而正是這樣的未知，激勵著創業者持續尋找解決問題的方法，不斷地精進，並且通過更多創新和創造，為市場提供獨特價值的產品與服務。欲打破這層未知，賴院長分享了他個人對於醫療創業的獨到見解。

賴昀長院長以自身經營診所的經驗，告訴想要進入醫療行業的創業者：「牙科醫療是結合科學與藝術的醫療服務，每位醫師的理解與技術不同，很難如同工業或商業一樣複製加盟後仍維持高水準的醫療服務品質。當客戶有能力追求精緻美好的生活，最重要的是理解客戶群需要什麼樣的精緻醫療服務，並且把自身的能力提升到可以穩定提供高品質的服務！」

透過理念與需求的相互對話，創業者方能跨越未知及挑戰，打造屬於自己的獨特價值。展悅牙醫診所亦展望未來，冀望將未來之光，繚繞於每一個走出診所的微笑間。

圖｜以專業與多方交流，帶來不斷精進的醫療服務

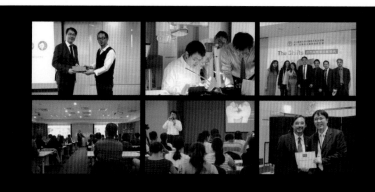

▋ 品牌核心價值

以顯微根管治療起家的展悅牙醫診所，致力於透過最前端的牙
科技術提升患者的醫療體驗，其在數位化系統和顯微治療以及
牙科雷射的應用下，為患者準確診斷問題，提供一日美齒貼片，
顯微微創植牙治療、全陶瓷牙冠修復及牙周雷射治療等服務項
目，帶來健康又自信的美麗笑容。

展 悅 牙 醫 診 所

公司地址
台中市南屯區公益路二段 625 號

聯絡電話
04-2259-5577

Facebook
展悅牙醫診所

Instagram
@usmile.tw

官方網站
https://usmile.tw

國家圖書館出版品預行編目資料:(CIP)

醫界創業家：診所品牌故事精選集 / 以利文化作.
-- 初版 . -- 臺中市：以利文化出版有限公司, 2024.07
　　面；　公分
ISBN 978-626-95880-6-0（平裝）

1.CST: 診所 2.CST: 創業 3.CST: 醫院行政管理

419.2　　　　　　　　　　　　　　　113008006

醫界創業家：診所品牌故事精選集

作　　　者／以利文化

企劃總監／呂國正

編　　　輯／呂悅靈

採訪編輯／吳欣芳、張荔媛

校　　　對／王麗美、陳瀅瀅

排版設計／洪千彗

封面設計／高郁雯

出　　　版／以利文化出版有限公司

地　　　址／台中市西屯區重慶路 99 號 5 樓之 3

電　　　話／04-3609-8587

製版印刷／基盛印刷事業有限公司

經　　　銷／白象文化事業有限公司

地　　　址／台中市東區和平街 228 巷 44 號

電　　　話／04-2220-8589

出版日期／2024 年 7 月

版　　　次／初版

定　　　價／新臺幣 390 元

Ｉ Ｓ Ｂ Ｎ／978-626-95880-6-0

版權所有 翻印必究
Printed in Taiwan